SIMONE TATAY

Das Stress-weg-Buch

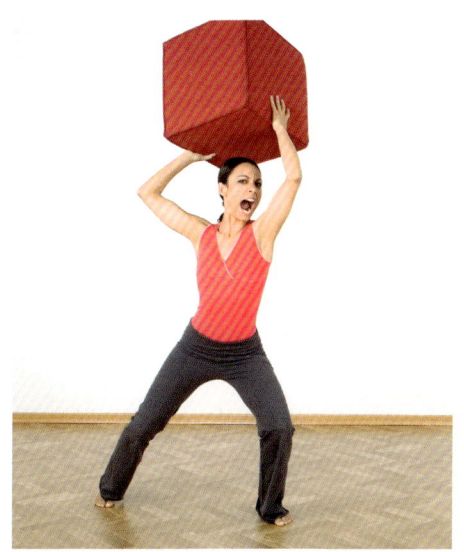

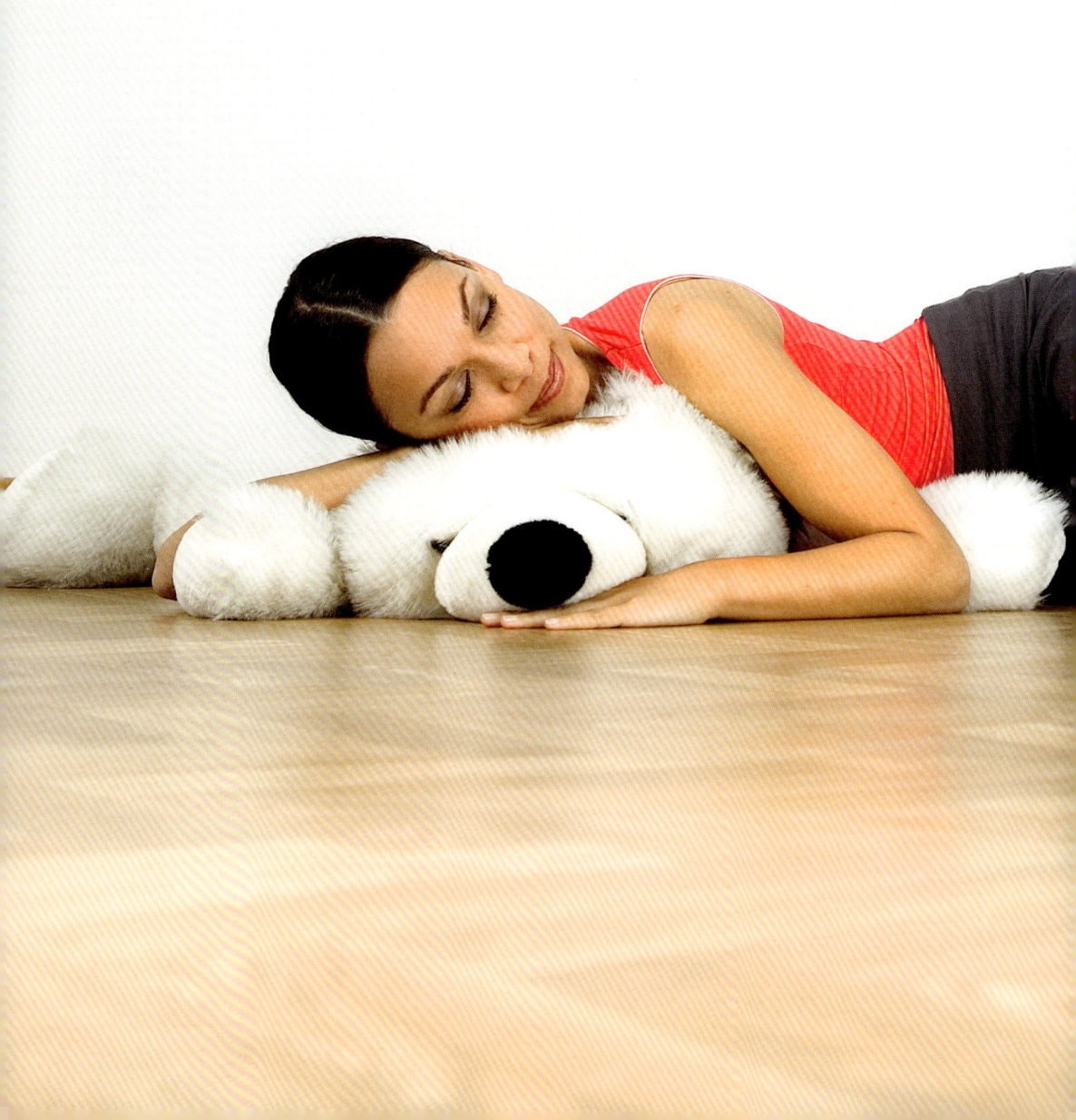

SIMONE TATAY

Das
Stress
weg
Buch

Die
25
ultimativen
Übungen

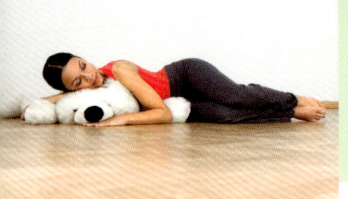

Was Sie in diesem Buch finden

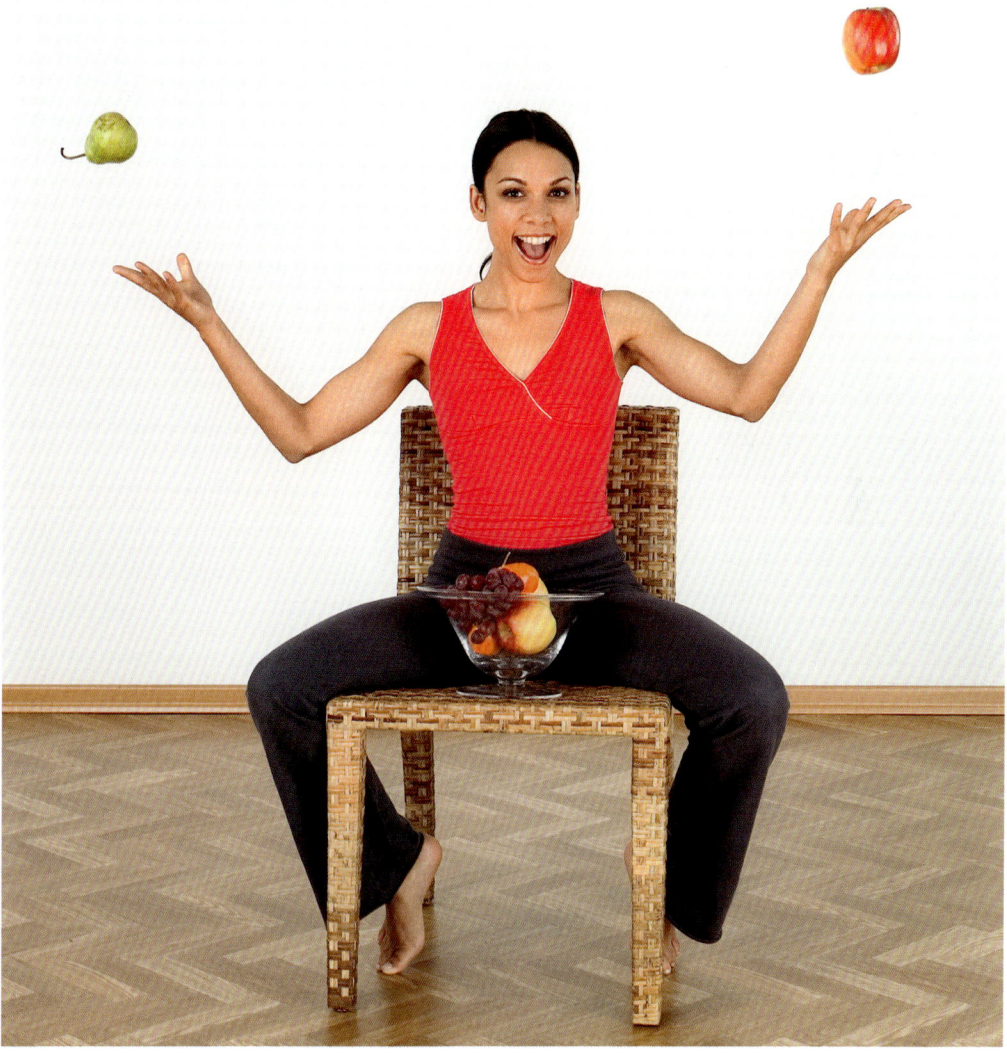

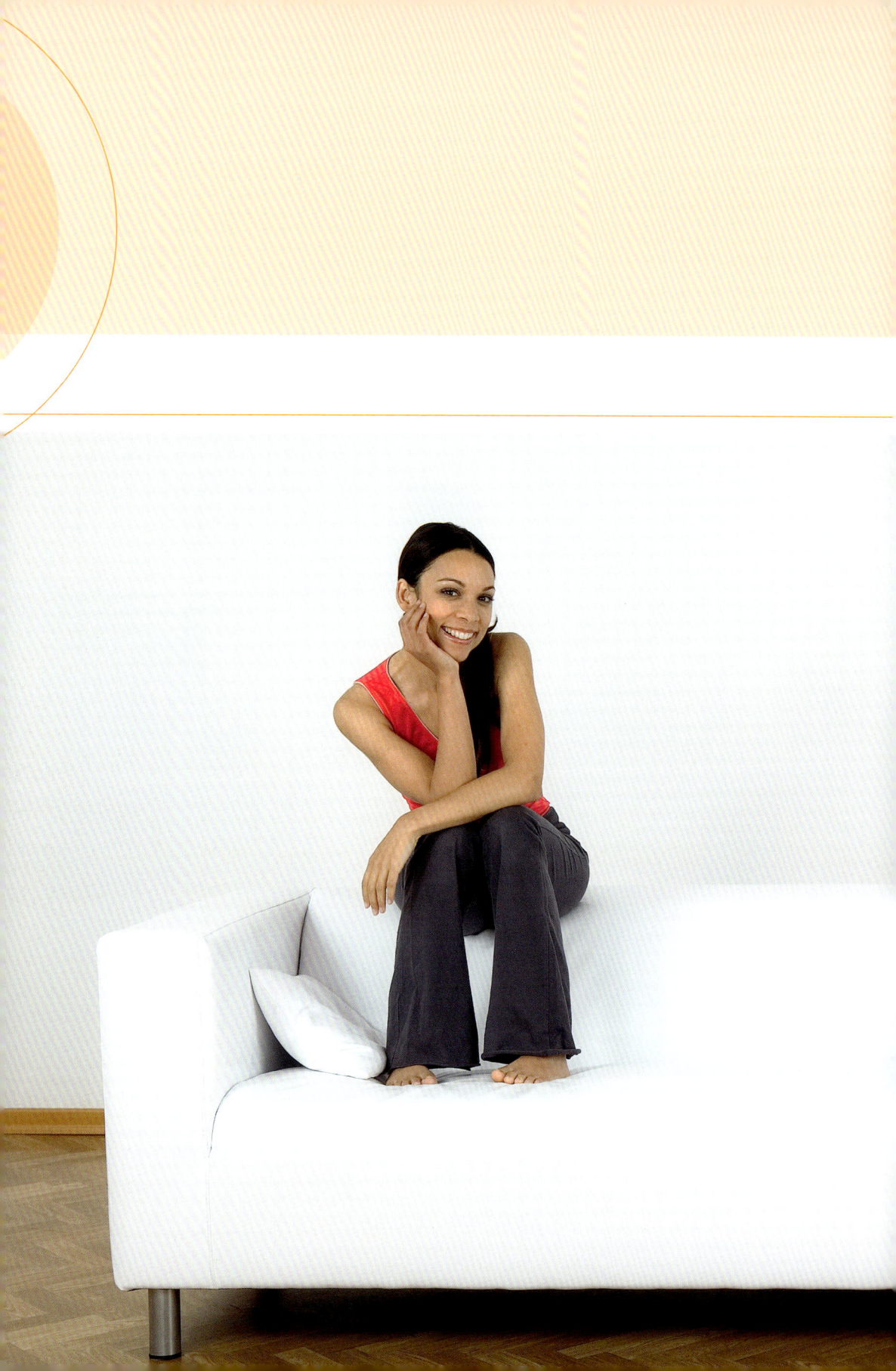

Gelassenheit trotz Stress ...

... können auch
Sie erreichen!

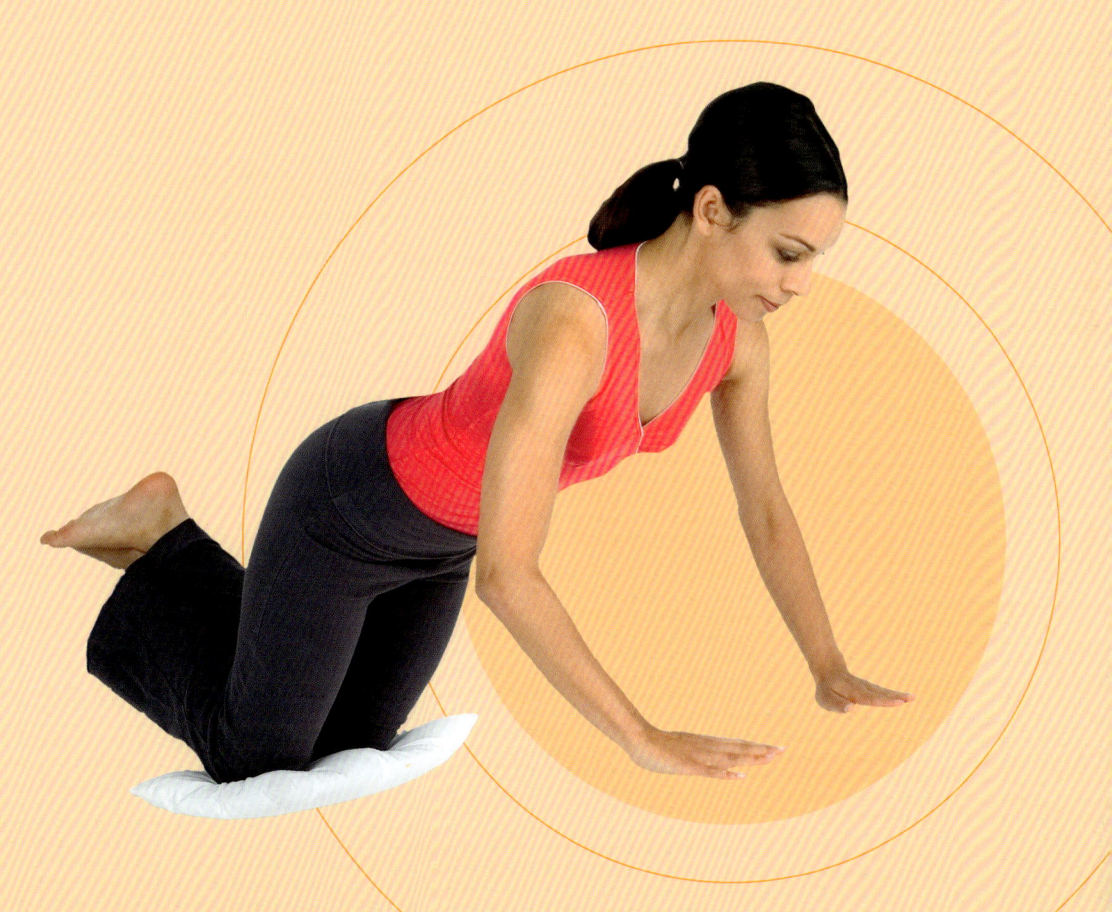

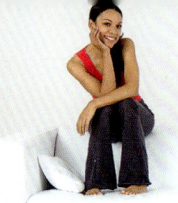

Stress – ein komplexes Geschehen

Keiner will ihn, doch jeder kennt ihn. Obwohl wir heute weniger körperlichen Anstrengungen ausgesetzt sind als unsere Vorfahren und uns so viele zeiteinsparende Helfer – wie Waschmaschine, Geschirrspüler, Mobiltelefon oder Internet-Banking – zur Verfügung stehen, haben wir offensichtlich mehr Stress, als die Menschheit seit Beginn der Industrialisierung im 18. Jahrhundert je hatte. Sicherlich erhob bisher jede Generation den Anspruch darauf, den stressigsten Alltag aller Zeiten durchleben zu müssen. Auch ein Steinzeitmensch hatte seine Stressphasen zu bewältigen. Um nicht als Mittagssnack eines hungrigen Tieres zu enden, spielten sich im Organismus des Höhlenmenschen komplexe Vorgänge ab. Mit der Ausschüttung der Stresshormone steigerte sich die Muskelanspannung, Herzschlag und Atmung wurden schneller. Das »Kampf-oder-Flucht-Programm« war aktiviert. Je nachdem für welche Aktion sich der Steinzeitmensch entschied, und wenn diese erfolgreich verlief, setzte anschließend die Entspannungsphase ein. Das körperliche und psychische Gleichgewicht war wiederhergestellt.

Nachdem wir uns auch heute, im 21. Jahrhundert, nur eine Handbreit entfernt vor der Höhle befinden, hat sich an diesen komplexen Vorgängen in unserem Körper nichts geändert. Es ist ein Schutzmechanismus, der dieses lebenswichtige »Kampf-oder-Flucht-Programm« startet, um der Gefahr zu entkommen und die Situation so gut wie möglich zu bewältigen.

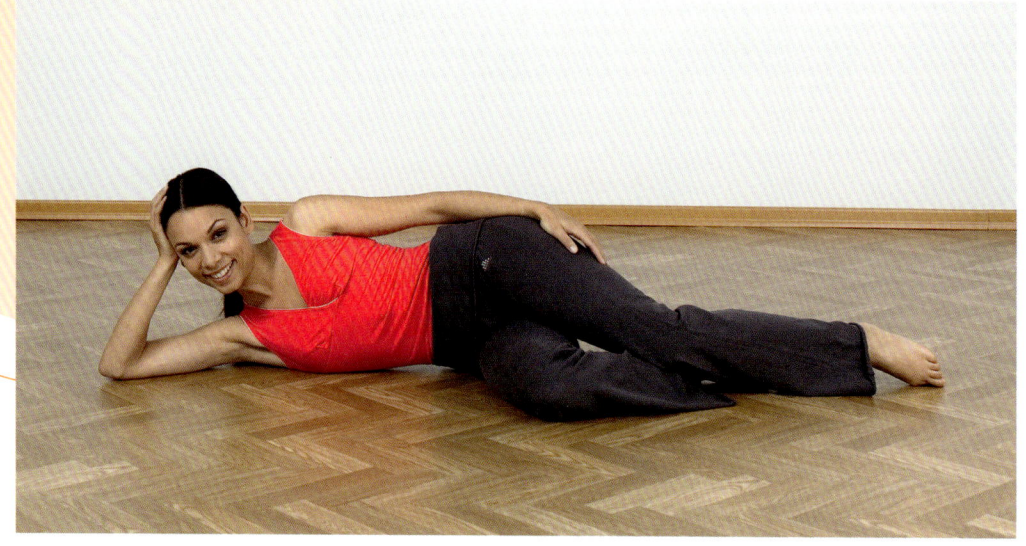

Der richtige und vor allem intelligente Umgang mit Stress kann dem Alltag wieder mehr Harmonie und Ausgeglichenheit schenken.

Unser Körper ist ohne Weiteres in der Lage, diese aktivierte und bereitgestellte Energie wieder abzubauen. Doch weil wir nicht wirklich losrennen, wenn wir in eine Stresssituation geraten, werden die ausgeschütteten Stresshormone und die gesteigerte Muskelspannung nicht wieder vollständig abgebaut. Da hatte uns der Höhlenmensch etwas voraus.

Der Stress der Gegenwart

Dank der fortschreitenden Technologie sind wir heute weniger körperlichen Anstrengungen als unsere Urgroßeltern ausgesetzt. Was jedoch auch an unseren Kräften zehrt, sind vor allem die psychischen Beanspruchungen. Der ständig steigende Leistungsdruck, häufige Versagens- und Zukunftsängste, Angst um den Job und die davon abhängende finanzielle Sicherheit, die eigenen hohen Ansprüche und auch das zwanghafte Erfüllen fremder Ansprüche setzen dem Organismus auf Dauer böse zu. Doch genauso sind Krankheit oder der Tod eines uns nahestehenden Menschen, Tabakgifte und regelmäßiger Alkoholkonsum sowie exzessives körperliches Training sogenannte Stressoren. Das Prinzip der ständigen Verbesserung hat sich in die Zivilisation des 21. Jahrhunderts eingeschlichen.

Der gesunde Stress

Doch eigentlich gehört der Stress wie Essen, Trinken und Schlafen zum Leben dazu. Denn Stress bedingt nicht immer negative Ursachen und krank machende Auswirkungen. Der sogenannte positive Stress – auch Eustress genannt – ist gut für eine persönliche Weiterentwicklung in beruflichen wie in privaten Lebensbereichen.

Vielleicht kennen Sie die Situation: Sie nehmen eine berufliche Herausforderung an, obwohl Sie wissen, wie zeitintensiv und nervenaufreibend diese Aufgabe sein wird. Doch das Wissen um das großartige Erfolgserlebnis nach Beendigung dieser Herausforderung lässt jeden Zweifel an Ihrer Einsatzbereitschaft schrumpfen. Mit leidenschaftlicher Begeisterung und höchster Motivation machen Sie sich an die Arbeit. Trotz Überstunden und Termindruck verlieren Sie nicht den Spaß an der Sache und das Ziel vor Augen treibt Sie weiter voran. Sie blühen in Ihrer Aufgabe auf und setzen so neue Grundsteine für Ihre Zukunft. Der Mensch wächst an seinen Aufgaben und bereichert dadurch sein Leben. Diese positive Art von Stress ist gesund und deshalb für Körper und Geist unbegrenzt verkraftbar.

Das kann Sie stressen

- Leistungs- und Termindruck
- Zukunfts- und Versagensängste
- Trennung vom Partner
- Krankheit oder Tod eines nahestehenden Menschen
- Tabakgifte
- übermäßiger Alkoholkonsum
- exzessives Training

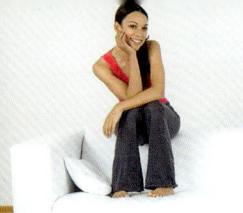

Wenn Stress schadet

Da der Organismus nicht zwischen körperlicher und psychischer Belastung unterscheiden kann, wird das Kampf-oder-Flucht-Programm auch bei psychischen Belastungen aktiviert. An sich ist dieser Vorgang nicht schädlich, denn er ist ein sinnvoller Schutzmechanismus, um sich in fordernden Situationen den jeweiligen Veränderungen entsprechend anpassen zu können. Schädlich wird es, wenn das Gleichgewicht anschließend nicht wiederhergestellt werden kann. Der Körper reagiert mit warnenden Signalen, die unseren Alltag beeinträchtigen und die Lebensqualität leiden lassen: unbegründete Gereiztheit oder Nervosität, verspannte Nackenmuskulatur, Kopfschmerzen, plötzlich auftretende Schlafstörungen. Auch Herzrhythmusstörungen und Erschöpfungsgefühle sind die misslichen Auswirkungen von einem falschen Umgang mit dem Stress. Wenn der Stress auf Dauer anhält, leiden Gesundheit, Attraktivität und damit auch die Lebensqualität. »Stress-Esser« haben zusätzlich mit ihrem Übergewicht zu kämpfen. Die dauernd angespannte Muskulatur zwingt den Körper in eine ungesunde und schlappe Haltung. Chronischer Stress macht alt, weil die Zellen schneller altern, und schwächt das Immunsystem – die Ausstrahlungskraft schwindet.

Solch negativer Stress oder Disstress lässt sich leider nicht vermeiden – außer Sie flüchten auf eine einsame Insel und lassen sich dort bis zum Ende Ihres Lebens die Sonne auf den Bauch scheinen. Die Flucht nach vorne ist hier vielleicht doch die bessere Wahl. Nehmen Sie den Stress als Herausforderung an und lernen Sie, diesen effizient zu bewältigen. So bewahren Sie sich ein positives Lebensgefühl und werden die Herausforderungen aller Lebensbereiche erfolgreich und gelassener meistern.

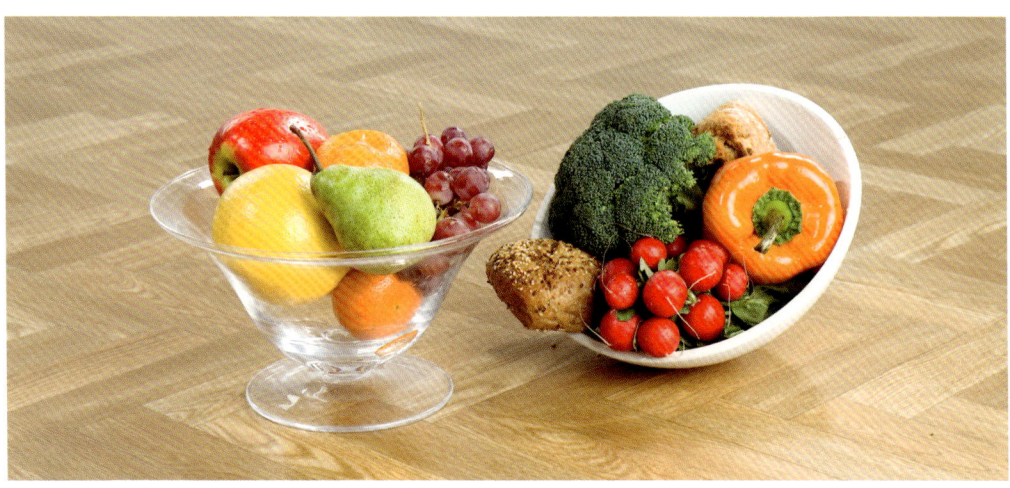

Von der Qualität Ihrer Nahrung hängen Ihre Leistungsfähigkeit und Ihre Gesundheit ab. Meiden Sie den schnellen Imbisssnack, denn Currywurst & Co. zählen zu den Stress fördernden Lebensmitteln.

Stresssituationen intelligent meistern

Ihnen stehen verschiedene Mittel und Wege zur Verfügung, um in Stresssituationen die mobilisierten Energien in eine positive Richtung zu lenken. Wirken Sie dem Aus-der-Haut-Fahren mit gezielten Körperübungen entgegen, stärken Sie Körper, Geist und Seele, um weiteren Herausforderungen gewachsen zu sein. Finden Sie die für Sie passende Entspannungsart, um im Alltag innezuhalten und Ihr körperliches und geistiges Gleichgewicht wiederherzustellen. Zudem sollten Sie Ihren Körper mit ausreichend und vor allem den richtigen Nährstoffen versorgen.

Die Anti-Stress-Ernährung

Stehen dem Körper nicht ausreichend Nährstoffe zur Verfügung, hat dieser kaum noch Ressourcen, um in Stressphasen das Immunsystem und die Leistungsfähigkeit aufrechtzuerhalten. In jeder Mahlzeit sind Baustoffe (Wasser, Eiweiß- und Mineralstoffe), Brennstoffe (Fette und Kohlenhydrate) und Wirkstoffe (Vitamine und Enzyme) enthalten. Diese versorgen den Körper mit ausreichend Energie, bauen ihn auf und vor allem erhalten sie ihn auch. Achten Sie deshalb auf eine ausgewogene und vitaminreiche Ernährung.

Vitamine gegen stressbedingte Trägheit

Vitamine schützen die Zellen. Gönnen Sie sich in Stressphasen zusätzliche Zwischenmahlzeiten mit viel frischem Obst und Gemüse. Essen Sie davon täglich fünf Portionen. Das wären z. B. ein frisch gepresster Saft aus zwei Orangen, eine Banane, eine Handvoll Weintrauben, eine Tomate und eine halbe Salatgurke. Bereiten Sie bereits am Vorabend Ihre Vitaminsnacks für den nächsten Arbeitstag vor, damit Sie morgens nicht in Zeitnot geraten und in Ihren Pausen nur noch beherzt in die Brotzeitbox greifen müssen.

Magnesium – Erste Hilfe für Stressgeplagte

Der Mineralstoff Magnesium wirkt beruhigend auf das Nervensystem. Magnesiumreiche Lebensmittel sind z. B. Sonnenblumenkerne, Mais, Spinat und Vollkornprodukte. Mit einer zusätzlichen Magnesiumzufuhr können Sie sich gegen plötzliche Nervosität, unerklärliche Gereiztheit und innere Unruhe wappnen. Schmerzhafte Wadenkrämpfe werden sofort mit einem Magnesiummangel in Verbindung gebracht, doch auch das nächtliche Zähneknirschen weist auf einen Mangel an diesem wichtigen Mineralstoff hin. Wenn Sie eine kleine Magnesiumkur planen, sollte das Präparat am besten Magnesiumcitrat enthalten.

Vollkorn für mehr Leistungsfähigkeit

Vollkornprodukte liefern viel Chrom, das bei andauernder Müdigkeit und Energielosigkeit hilft. Zudem halten Sie mit genügend Chrom Ihren Blutzuckerspiegel im Gleichgewicht und wirken unkontrollierten Heißhungerattacken entgegen.

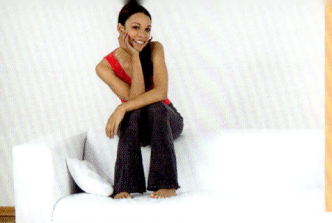

Eiweiß lässt die Stresspfunde schmelzen

Essen Sie zum Frühstück eiweißreiche Kost, z. B. eine Scheibe kalter Braten oder magerer Schinken, Magerkäse oder Tofu. Dazu eine Portion Obst – und fertig ist die Wunderwaffe gegen unerwünschte Stresspfunde. Der Stoffwechsel wird durch die Kombination von Eiweiß und Vitamin C angekurbelt. Eiweißstoffe unterstützen den Transport von Nährstoffen und Sauerstoff durch den Körper und erfüllen so eine sehr wichtige Rolle für Ihr Immunsystem.

Wasser – mehr als nur ein Durstlöscher

Der Mensch besteht zu 50 bis 70 Prozent aus Wasser. Darmträgheit kann durch andauernden Stress entstehen, was Sie mit einer ausreichenden Flüssigkeitszufuhr vermeiden können. Trinken Sie täglich mindestens 1,5 bis 2 Liter Wasser. Halten Sie deshalb immer eine Flasche Wasser griffbereit, ob Sie nun beruflich im Auto unterwegs sind oder den ganzen Tag im Büro verbringen. Eine kleine Flasche Wasser passt in jede Handtasche und sollte deshalb nie fehlen.

Der Stress-Test

Wie sieht es eigentlich mit Ihrer Stressbewältigung aus? Beantworten Sie die Fragen in dem Test auf der nächsten Seite und finden Sie es heraus.
Ermitteln Sie die Gesamtpunktzahl und lassen Sie sich überraschen, ob Sie mit Ihrer Selbsteinschätzung richtig lagen.

Auswertung

0 bis 40 Punkte: Herzlichen Glückwunsch! Sie haben sich und Ihre Stressbelastung gut im Griff. Sie sind auf dem besten Weg, ein gesundes Gleichgewicht zwischen Beruf und Privatleben herzustellen. Mit einem moderaten Trainingsprogramm und einer für Sie passenden Entspannungsmethode wird Sie bald nichts mehr aus der Ruhe bringen.

41 bis 70 Punkte: Sie haben rechtzeitig erkannt, dass Sie etwas gegen Ihre Stresssymptome tun müssen. Versuchen Sie, die Distanz zu Ihren Stresssituationen zu wahren, um Ihre Reaktionen auf diese bewusst zu erkennen und rechtzeitig gegensteuern zu können. Achten Sie vor allem auf eine vitaminreiche Ernährung und finden Sie ein für Sie passendes Stressventil, um das aktivierte Kampf-oder-Flucht-Programm wieder vollständig herunterzufahren. Als Stressventil eignen sich Muskeltraining, die Beweglichkeit fördernde oder entspannende Übungen.

71 bis 100 Punkte: Es ist wirklich an der Zeit zu handeln. Reagieren Sie, bevor Ihre Energiequellen vollends versiegen. Kümmern Sie sich mehr um sich und Ihre Bedürfnisse. Versuchen Sie, den Alltag mit mehr Leichtigkeit anzugehen, und lernen Sie vor allem auch die Kleinigkeiten des Lebens wieder zu schätzen. Das sollten Sie sich und Ihrer Gesundheit wert sein. Halten Sie sich fit und widerstandsfähig mit regelmäßiger körperlicher Bewegung und vitamin- und mineralstoffreicher Kost. Erlernen Sie eine Entspannungsmethode, die Sie auch zwischendurch im Alltag anwenden sollten.

Wie anfällig bin ich für Stress?

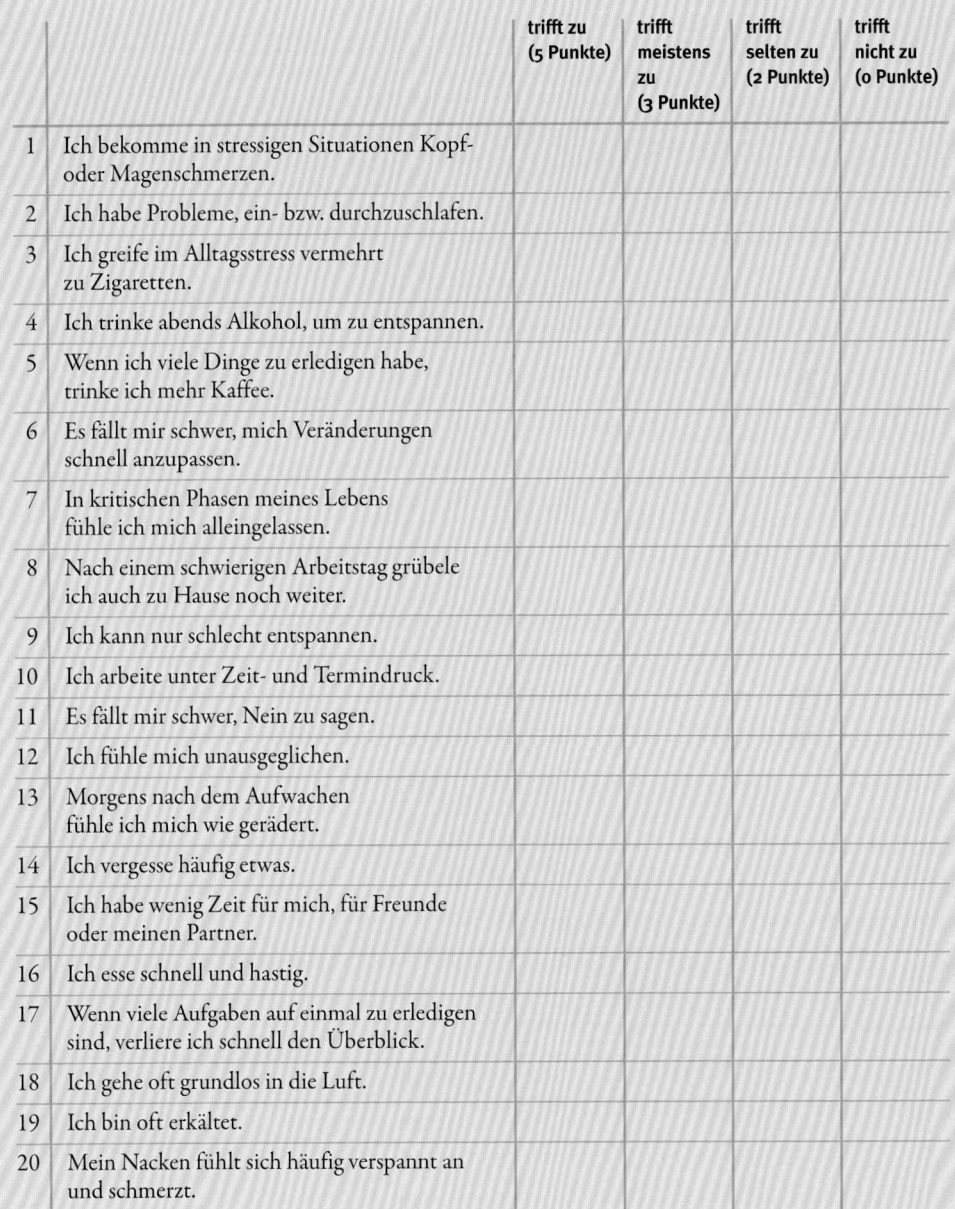

		trifft zu (5 Punkte)	trifft meistens zu (3 Punkte)	trifft selten zu (2 Punkte)	trifft nicht zu (0 Punkte)
1	Ich bekomme in stressigen Situationen Kopf- oder Magenschmerzen.				
2	Ich habe Probleme, ein- bzw. durchzuschlafen.				
3	Ich greife im Alltagsstress vermehrt zu Zigaretten.				
4	Ich trinke abends Alkohol, um zu entspannen.				
5	Wenn ich viele Dinge zu erledigen habe, trinke ich mehr Kaffee.				
6	Es fällt mir schwer, mich Veränderungen schnell anzupassen.				
7	In kritischen Phasen meines Lebens fühle ich mich alleingelassen.				
8	Nach einem schwierigen Arbeitstag grübele ich auch zu Hause noch weiter.				
9	Ich kann nur schlecht entspannen.				
10	Ich arbeite unter Zeit- und Termindruck.				
11	Es fällt mir schwer, Nein zu sagen.				
12	Ich fühle mich unausgeglichen.				
13	Morgens nach dem Aufwachen fühle ich mich wie gerädert.				
14	Ich vergesse häufig etwas.				
15	Ich habe wenig Zeit für mich, für Freunde oder meinen Partner.				
16	Ich esse schnell und hastig.				
17	Wenn viele Aufgaben auf einmal zu erledigen sind, verliere ich schnell den Überblick.				
18	Ich gehe oft grundlos in die Luft.				
19	Ich bin oft erkältet.				
20	Mein Nacken fühlt sich häufig verspannt an und schmerzt.				

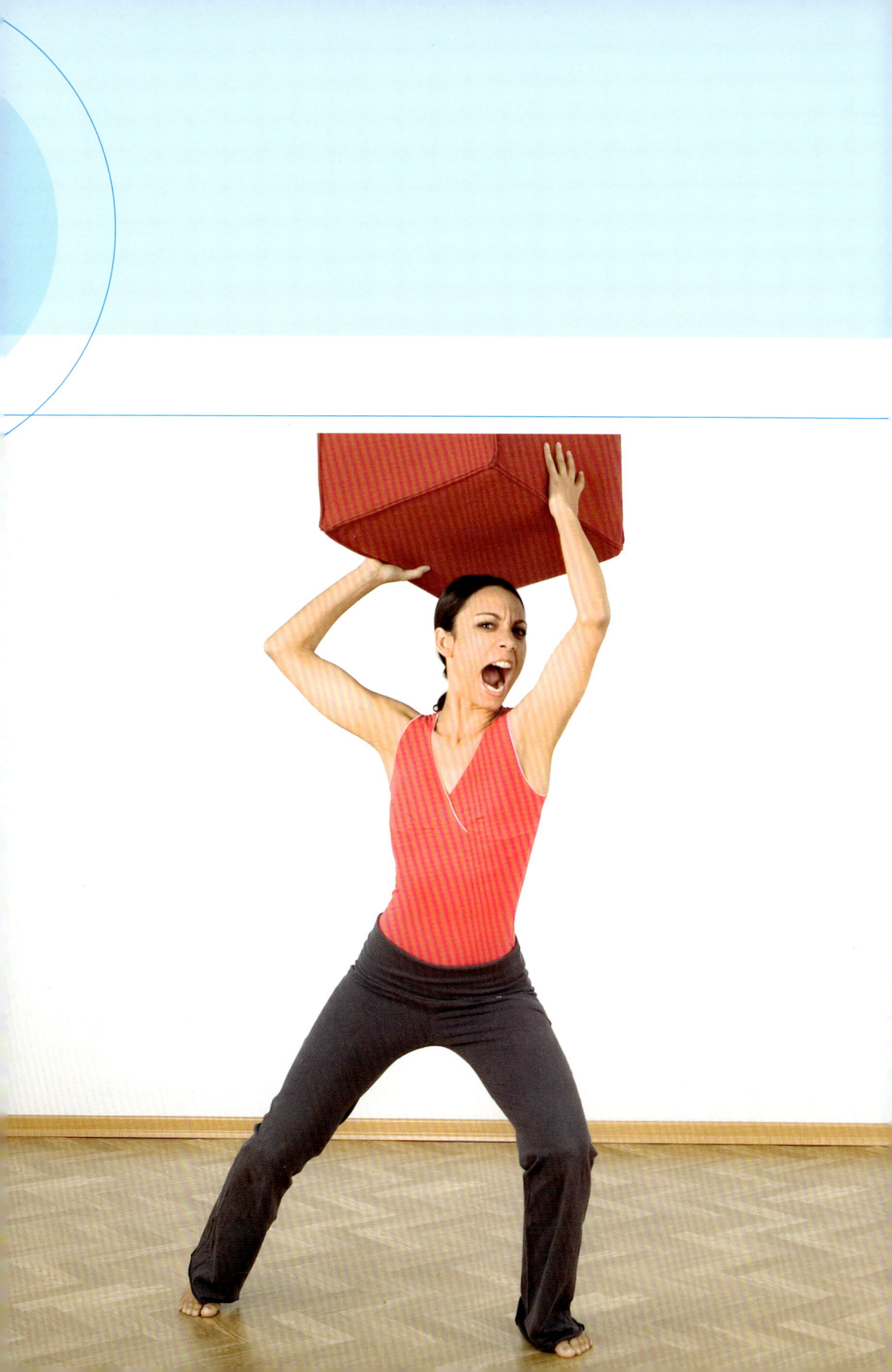

Den Stress wegpowern ...

... hält fit
und gesund

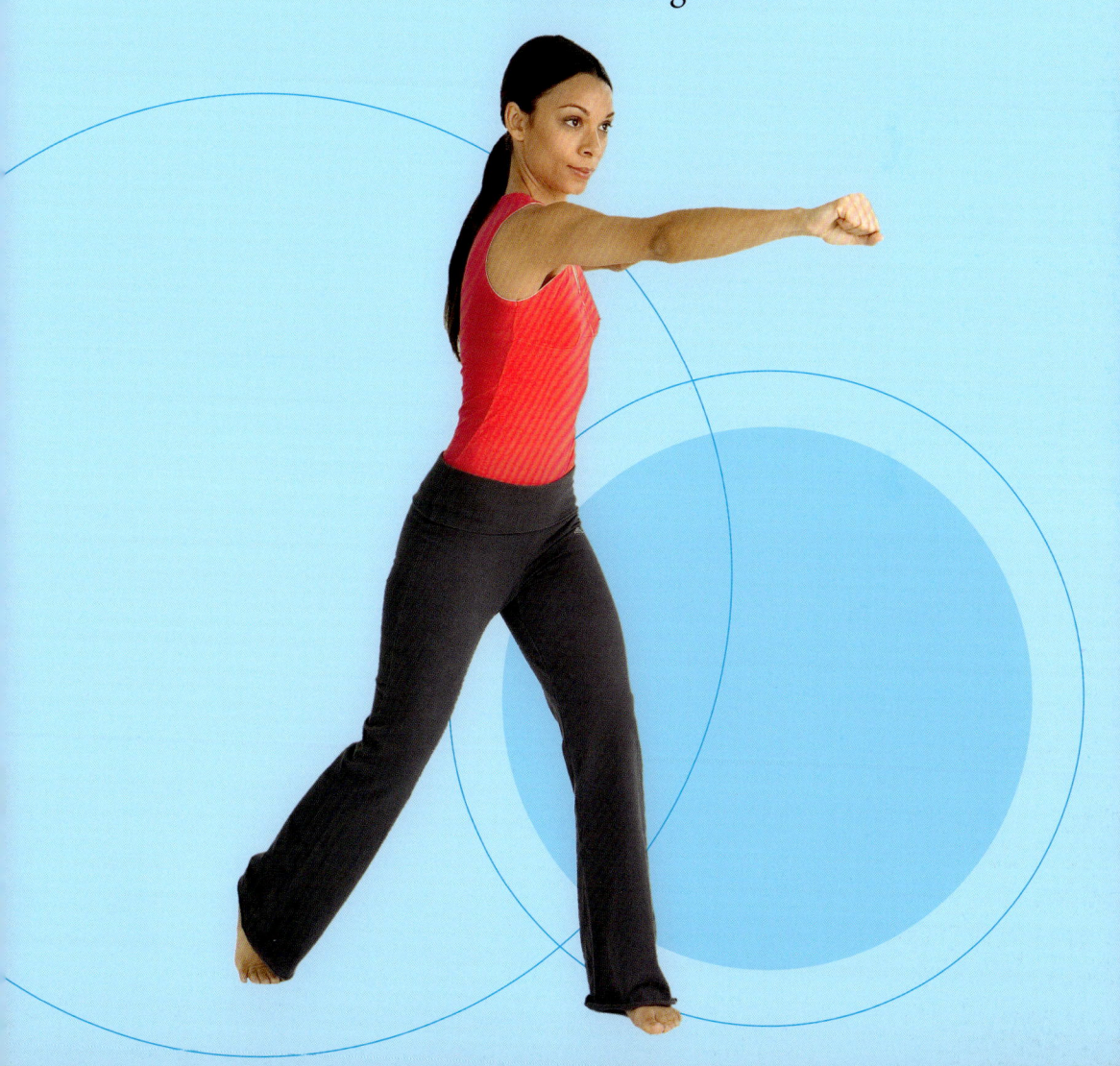

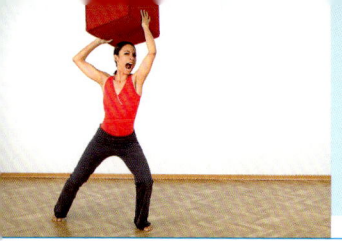

Die besten Übungen zum Abbau der Stresshormone

Nachdem Stress eine mobilisierende Wirkung auf unseren Körper hat, ist Bewegung das beste Stress-lass-nach-Mittel, um die hervorgerufenen Stressreaktionen schnell wieder abzubauen. Die nachfolgenden Übungen eignen sich, mal eben schnell »Dampf« abzulassen, aber auch, um kontinuierlich etwas gegen die andauernde Spannung im Körper zu tun. Da auch Bewegungsmangel unseren Organismus stresst, beugen Sie zugleich einem weiteren Stressauslöser vor.

Sie benötigen für die folgenden Übungen bequeme Trainingskleidung. Bei sitzenden oder auf den Armen stützenden Positionen empfehle ich Ihnen, eine Gymnastikmatte oder eine weiche Unterlage zu verwenden.

Der einarmige Stütz

Mit dieser Übung können Sie im akuten Stresszustand schnell überschüssige Energie wieder loswerden. Die Übung fordert Kraft und Koordination heraus. Den Drang, losbrüllen zu wollen, werden Sie schnell vergessen. Gleichzeitig kräftigen Sie Ihren Oberkörper – denn mit einem starken Rückgrat wird Sie so schnell nichts aus der Bahn werfen.

So trainieren Sie

❶ Gehen Sie in den Vierfüßlerstand. Platzieren Sie den linken Ellenbogen senkrecht unter der linken Schulter und die rechte Hand unterhalb der rechten Schulter, auf mittiger Höhe zu Ihrem linken Unterarm. Strecken Sie ein Bein nach dem anderen lang nach hinten aus. Ihre Fußballen sind hüftbreit aufgestellt, Fersen, Gesäß und Schultern bilden eine Linie.

* Die Fingerspitzen der rechten Hand zeigen leicht diagonal nach links, die linke Hand bildet eine Faust, der Daumen liegt oben auf. Der rechte Ellenbogen ist leicht gebeugt und zeigt nach außen.

* Ziehen Sie die Schulterblätter zueinander und nach unten in Richtung Gesäß, um den Nackenbereich zu entlasten.

❷ Spannen Sie Ihre Bauch- und Brustmuskulatur an und senken Sie den Oberkörper mit dem Einatmen nach unten ab. Der linke Ellenbogen beugt sich und zeigt nach außen zur linken Seite. Nähern Sie sich mit der Nasenspitze bis auf wenige Zentimeter dem Boden.

* Hinterkopf und Gesäß bilden eine Linie.

* Drücken Sie sich mit dem Ausatmen wieder hoch in die Ausgangsposition. Strecken Sie Ihren rechten Ellenbogen am Ende der Aufwärtsbewegung nicht ganz durch, er bleibt leicht gebeugt.

* Lassen Sie den Kopf nicht hängen! Ziehen Sie das Kinn nach hinten zur Halswirbelsäule und den Hinterkopf nach oben.

* Bleiben Sie im Rumpf stabil. Mit einem von der Halswirbelsäule bis zum Becken gerade und lang ausgerichteten Oberkörper wird Ihnen die Übung viel leichter fallen.

* Wiederholen Sie das Ganze 5- bis 10-mal und richten Sie sich dann wieder auf. Kreisen Sie zur Lockerung leicht Ihre Schultern und führen Sie die Übung auch mit dem rechten Ellenbogen aufgestützt aus.

* Wenn Sie das Gefühl haben, dass Ihnen nach einem Durchgang noch immer zu viel Muskelaktivität im Körper steckt, führen Sie die Übung noch 2- bis 3-mal aus. Erhöhen Sie alternativ das Tempo.

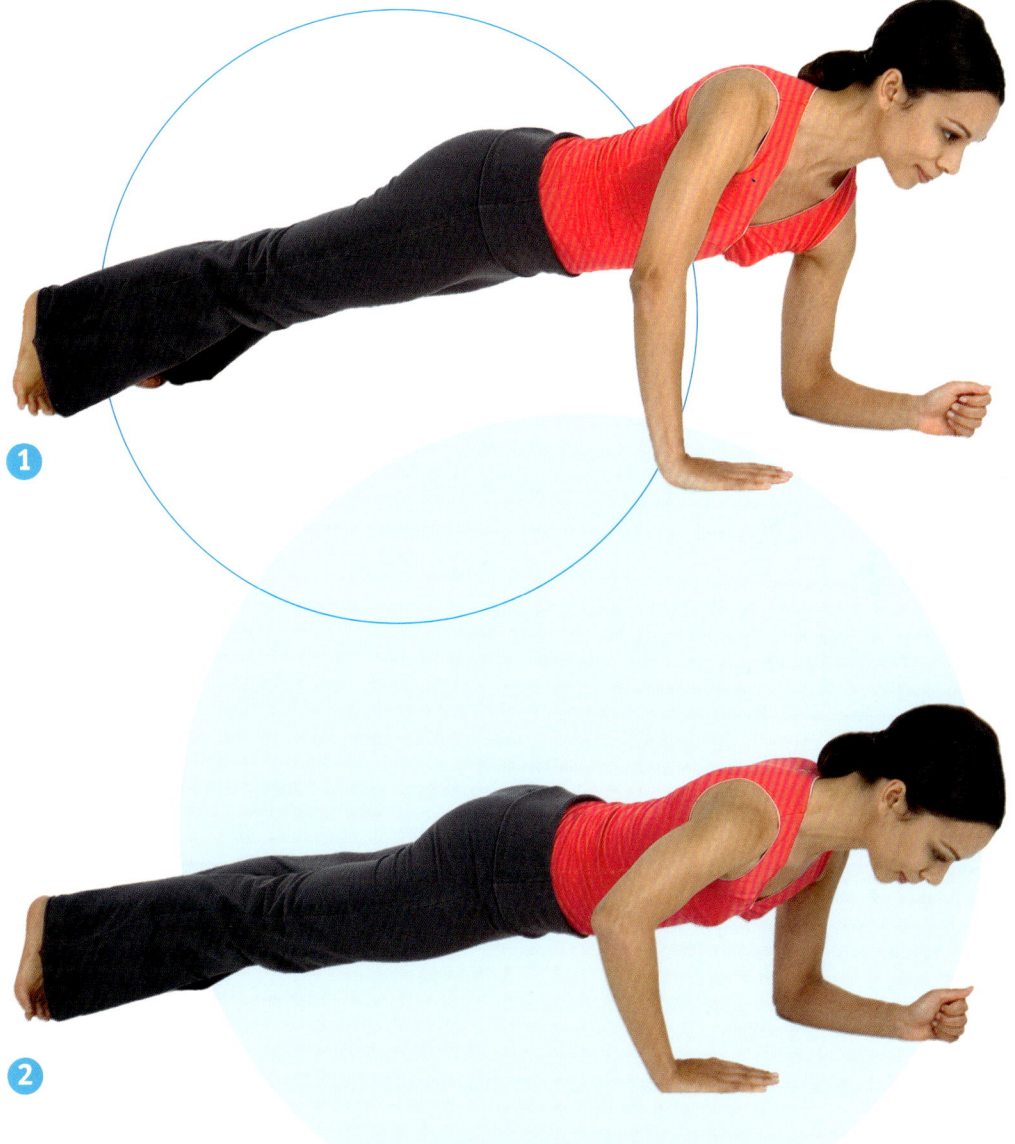

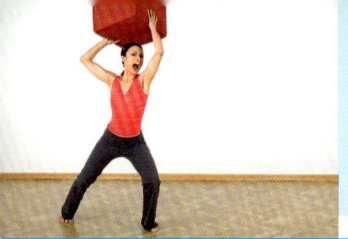

Das Kraftpaket

Diese Übung können Sie überall und jederzeit in einem unbeobachteten Moment ausführen. Wenn Sie zusätzlich zwei gefüllte 0,5- oder 1-Liter-Flaschen zur Hand haben, verdoppelt sich die Wirkung der Übung. Der Kreislauf wird angeregt und die Kombination von Arm- und Beineinsatz kommt dem urzeitmenschlichen Kampfbegehren schon sehr nahe.

So trainieren Sie

1 Stellen Sie sich aufrecht und etwas weiter als schulterbreit hin. Verlagern Sie das Gewicht auf die Fersen. Füße und Knie zeigen jeweils leicht nach außen. Heben Sie beide Arme lang gestreckt auf Schulterhöhe an und drehen Sie die Handflächen nach oben. Falls Sie zwei Wasserflaschen oder auch zwei kleine Hanteln zur Hand haben, können Sie diese zur Steigerung der Intensität hinzunehmen.

2 Beugen Sie die Knie und setzen Sie Ihr Gesäß mit dem Ausatmen nach hinten unten, bis die Oberschenkel fast parallel zum Boden ausgerichtet sind. Beugen Sie auch gleichzeitig die Arme, die Hände gehen in Richtung Schultern; lassen Sie aber zwischen Ober- und Unterarm Platz für Ihren Bizepsmuskel. Die Oberarme bleiben seitlich auf Schulterhöhe, die Ellenbogen zeigen nach rechts und links außen.

* Spannen Sie die Gesäßmuskulatur fest an. Achten Sie auf eine aktivierte Bauch- und Rückenmuskulatur und bleiben Sie mit dem Oberkörper aufrecht.
* Halten Sie den Rücken gerade, das Brustbein angehoben und schieben Sie die Schulterblätter nach hinten unten in Richtung Gesäß. Der Kopf bleibt in Verlängerung der Wirbelsäule und der Nacken lang.
* Richten Sie sich mit dem Einatmen wieder auf, aber ohne die Knie ganz durchzustrecken. Strecken Sie auch die Arme erneut lang zur Seite aus.
* Stellen Sie sich vor, dass Sie beim Hochgehen etwas mit Ihren Beininnenseiten zusammenpressen müssten. Oben angekommen, strecken Sie die Hüftgelenke ganz durch.
* Wiederholen Sie die Übung 15- bis 25-mal. Führen Sie nach einer kleinen Lockerungspause die Übung noch bis zu 2-mal aus.

Der Stress-weg-Flüsterer

Erzählen Sie, was Sie belastet. Flüstern Sie mit jedem Beugen der Arme und Beine ein Stichwort zu Ihrer Stresssituation. Versuchen Sie, die richtigen Formulierungen zu finden, und stellen Sie sich vor, wie mit jeder Wiederholung das Problem kleiner und kleiner wird. Wenn Sie die Übung nach der kleinen Lockerungspause ein weiteres Mal ausführen, so versuchen Sie, für Ihre Stichwörter ein heilendes Gegenwort zu finden.
Beispiel: Das Stressstichwort lautet »Ich habe zu viele Dinge zu erledigen.«, das Stress-weg-Stichwort könnte dann heißen: »Ich erledige das Wichtigste zuerst.«

Schwierige Variation

Noch nicht genug? Dann bleiben Sie nach der letzten Wiederholung in der gebeugten Position. Beginnen Sie nun, kleine wippende Bewegungen auszuführen. Halten Sie 30 bis 60 Sekunden durch, das entspricht etwa 30 bis 60 kleinen Wippbewegungen. Wippen Sie auch die Unterarme mit, indem Sie diese gebeugt über Ihren Oberarmen halten, Sie trainieren hier also in der zweiten Hälfte der Bewegungsausführung. Schütteln Sie im Anschluss Beine und Arme locker aus.

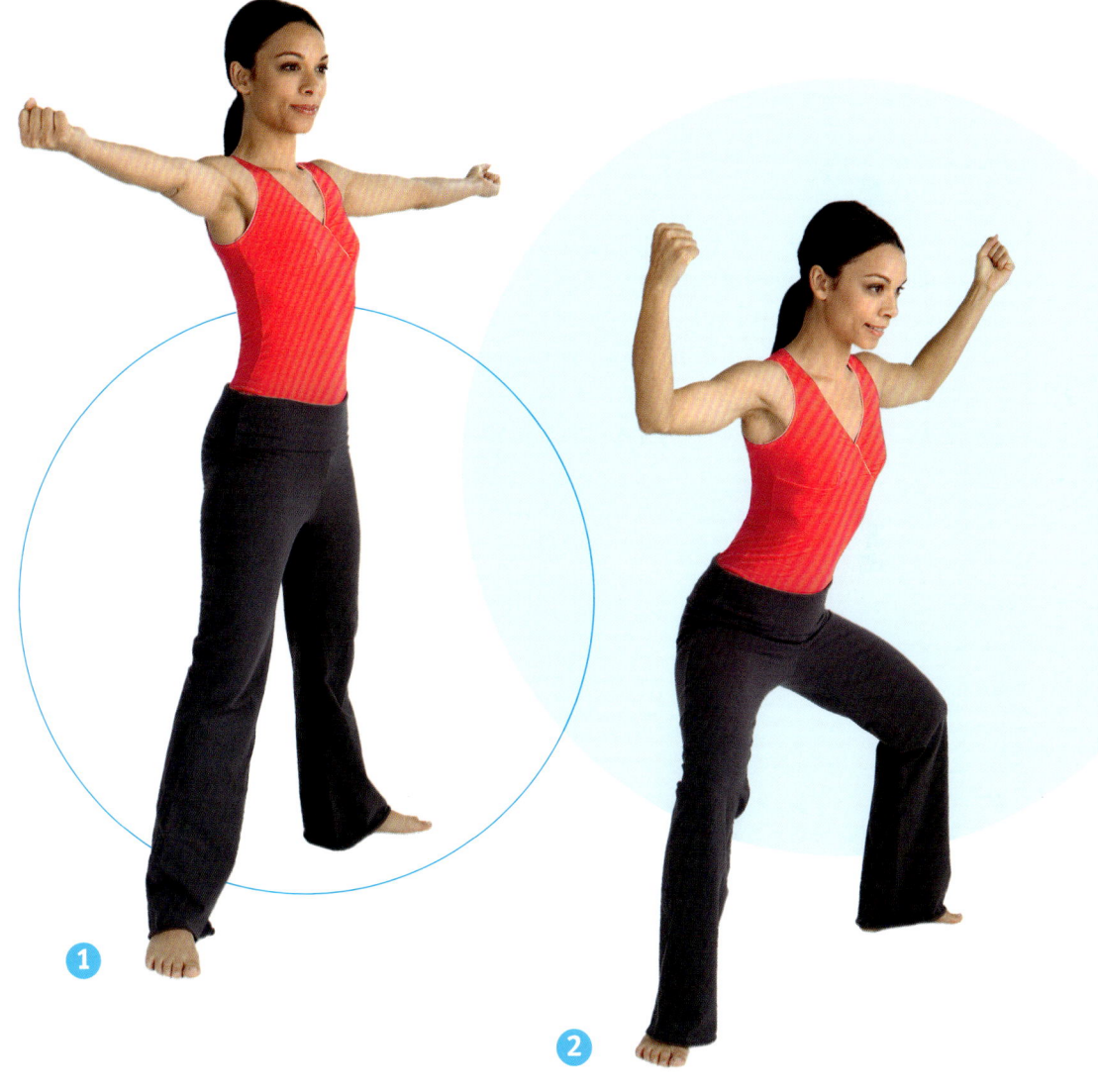

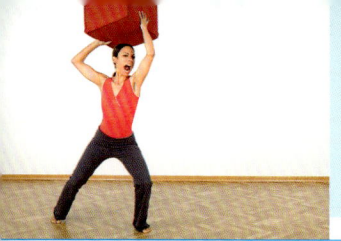

Der gesprungene Stütz

Diese Übung hat es zwar in sich, hilft aber so richtig, Dampf abzulassen. Wandeln Sie die durch den stressigen Alltag aktivierten Kräfte in positive Energie um. Entdecken Sie Ihre ungeahnten Kräfte und nutzen Sie diese zugleich für Ihr kleines Fitnessprogramm, um die Stresshormone besser in den Griff zu bekommen. Verwenden Sie eine Gymnastikmatte oder eine weiche Decke als Unterlage.

So trainieren Sie

* Gehen Sie in den Vierfüßlerstand. Platzieren Sie die Hände senkrecht unter den Schultern. Strecken Sie ein Bein nach dem anderen lang nach hinten aus. Ihre Fußballen sind hüftbreit aufgestellt. Setzen Sie Ihre Knie auf den Boden ab, Oberschenkel, Gesäß und Schultern bilden eine diagonale Linie.
* Die Fingerspitzen Ihrer Hände zeigen leicht diagonal nach innen, die Ellenbogen sind leicht gebeugt und zeigen nach außen.
* Ziehen Sie die Schulterblätter zueinander und nach unten in Richtung Gesäß, um den Nackenbereich zu entlasten.

❶ Spannen Sie Ihre Bauch- und Brustmuskulatur an und senken Sie den Oberkörper mit dem Einatmen nach unten ab. Die Ellenbogen beugen sich und zeigen nach außen. Nähern Sie sich mit der Nasenspitze dem Boden.
* Hinterkopf und Gesäß bilden eine Linie.

❷ Drücken Sie sich, während Sie ausatmen, kraftvoll mit den Armen wieder hoch und klatschen Sie einmal in die Hände. Landen Sie wieder mit beiden Händen in der schulterbreiten Ausgangsposition und beugen Sie anschließend die Ellenbogen. Nähern Sie sich mit der Nasenspitze dem Boden.
* Lassen Sie den Kopf nicht hängen! Ziehen Sie das Kinn nach hinten zur Halswirbelsäule und den Hinterkopf nach oben, weg von den Schultern.
* Bleiben Sie im Rumpf stabil. Behalten Sie von der Halswirbelsäule bis zum Becken einen gerade und lang ausgerichteten Oberkörper bei.
* Eine stets aktivierte Bauchmuskulatur hilft Ihnen in der Stabilität und wird Sie bei der Übungsausführung unterstützen.
* Wiederholen Sie die Übung 5- bis 10-mal und schieben Sie zur Lockerung und Entspannung das Gesäß nach hinten auf die Fersen. Strecken Sie die Arme lang nach vorne aus. Atmen Sie tief in den Rücken hinein.
* Führen Sie je nach vorhandenen Energiereserven 2 bis 3 weitere Durchgänge der Übung aus.

Einfache Variation

Lösen Sie nach dem kraftvollen Hochdrücken lediglich nur eine Hand vom Boden und tippen Sie mit dieser auf die andere.

Schwierige Variation

Mit regelmäßigem Üben werden Sie auch bald die schwierige Variation ausführen können. Hierbei bleiben die Beine lang ausgestreckt und die Knie in der Luft. Beginnen Sie mit 5 Wiederholungen und steigern Sie sich allmählich auf 10 Wiederholungen.

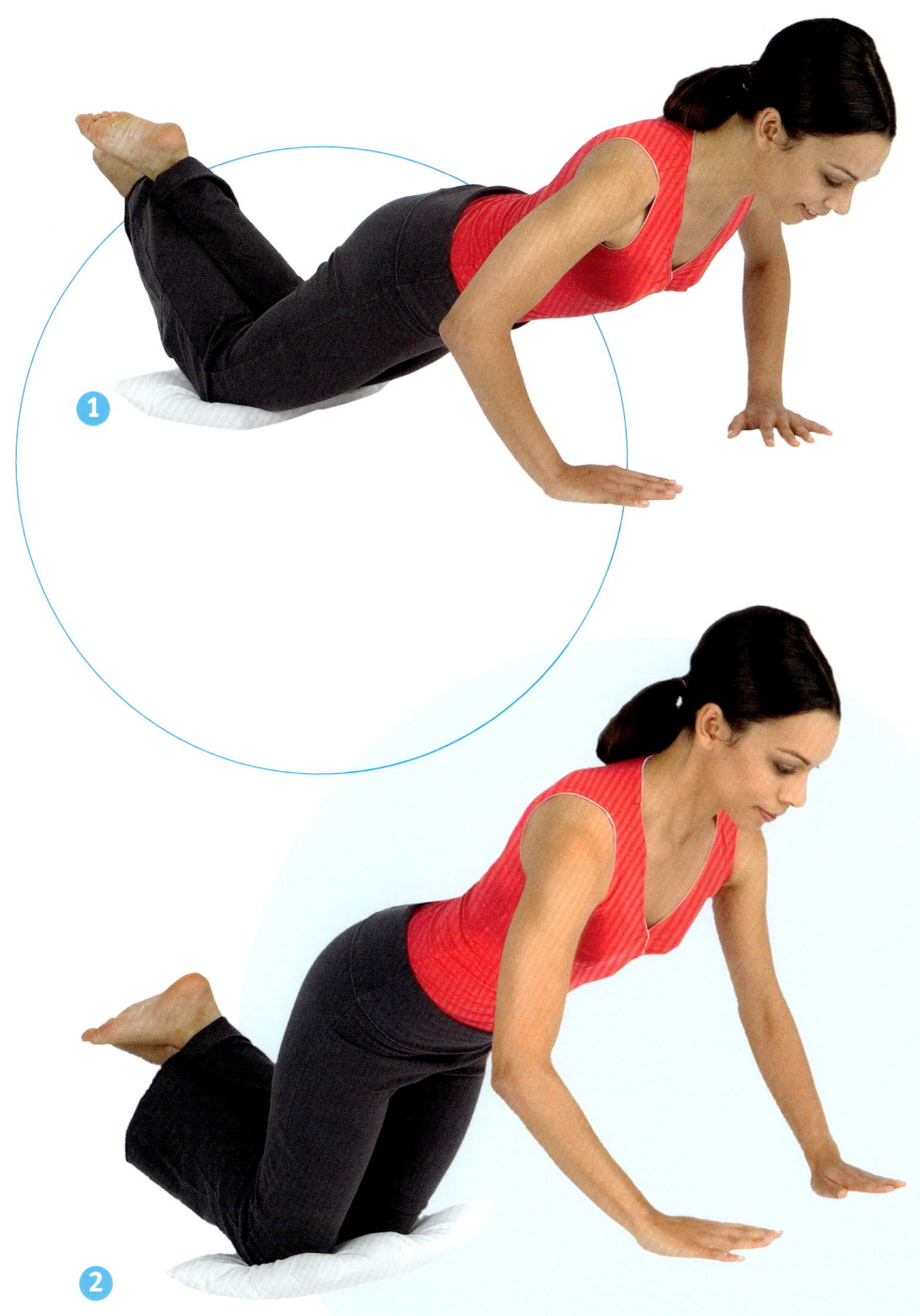

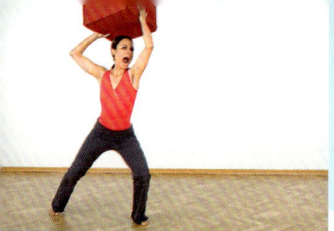

Das Kampf-oder-Flucht-Ventil

Mit der Ausschüttung der Stresshormone erhöhen sich Muskelspannung, Herzschlag und Atmung. Das Kampf-oder-Flucht-Programm ist aktiviert. Dieser Schutzmechanismus sollte aber auch wieder deaktiviert werden, um das körperliche und psychische Gleichgewicht wiederherzustellen. Dies können Sie mit dieser Übung ohne zusätzliches Equipment bewerkstelligen. Die ausgeschüt-

teten Stresshormone und die gesteigerte Muskelspannung werden wieder vollständig abgebaut. Entscheiden Sie selbst: Kampf oder Flucht?

So trainieren Sie

❶ Stellen Sie sich aufrecht und mit hüftbreit positionierten Füßen hin. Lassen Sie die Knie leicht gebeugt und strecken Sie beide Arme mit verschränkten Händen auf Schulterhöhe lang nach vorne aus. Die Ellenbogen sind dabei nicht ganz durchgestreckt.

∗ Ziehen Sie die Schulterblätter zueinander und in Richtung Gesäß. Aktivieren Sie Bauch- und Rückenmuskulatur, um den Rücken lang zu halten.

∗ Beugen Sie die Knie nun etwas mehr und schieben Sie das Gesäß leicht nach hinten und unten. Die Knie befinden sich senkrecht über Ihren Füßen.

∗ Neigen Sie Ihren Oberkörper aus den Hüften heraus etwas nach vorne. Der Brustkorb bleibt angehoben.

∗ Beginnen Sie, in dieser Position langsam zu laufen. Die Knie ziehen dabei nach oben. Erhöhen Sie allmählich das Tempo, bis Sie schließlich ganz kleine und schnelle Trippelschritte mit Ihren Fußballen auf der Stelle machen. Halten Sie dieses Tempo 30 bis 60 Sekunden durch.

∗ Atmen Sie tief und gleichmäßig weiter.

∗ Verschnaufen Sie anschließend kurz und lockern Sie Beine und Oberkörper aus.

∗ Falls Sie ein leichtes Seitenstechen verspüren, strecken Sie sich lang aus, nehmen

Sie die Arme über den Kopf und atmen Sie tief in den Bauch hinein. Mit weiterem Üben verbessert sich Ihre Ausdauerfähigkeit und die Seitenstiche werden nicht mehr auftreten.

* Wiederholen Sie die Übung noch 1- bis 2-mal, falls Sie nach dem ersten Durchgang noch immer zu viel aktivierte Energie in Ihrem Körper verspüren.

Einfache Variation

Wenn Ihnen die Übung anfangs zu anstrengend ist, legen Sie beide Hände bequem auf dem unteren Rücken auf. Die Handinnenflächen zeigen nach hinten und die leicht gebeugten Ellenbogen nach außen. Jetzt können Sie mehr Kraft und Konzentration für Ihre Beinarbeit aufbringen. Achten Sie aber darauf, dass Sie den oberen Rücken nicht rund machen.

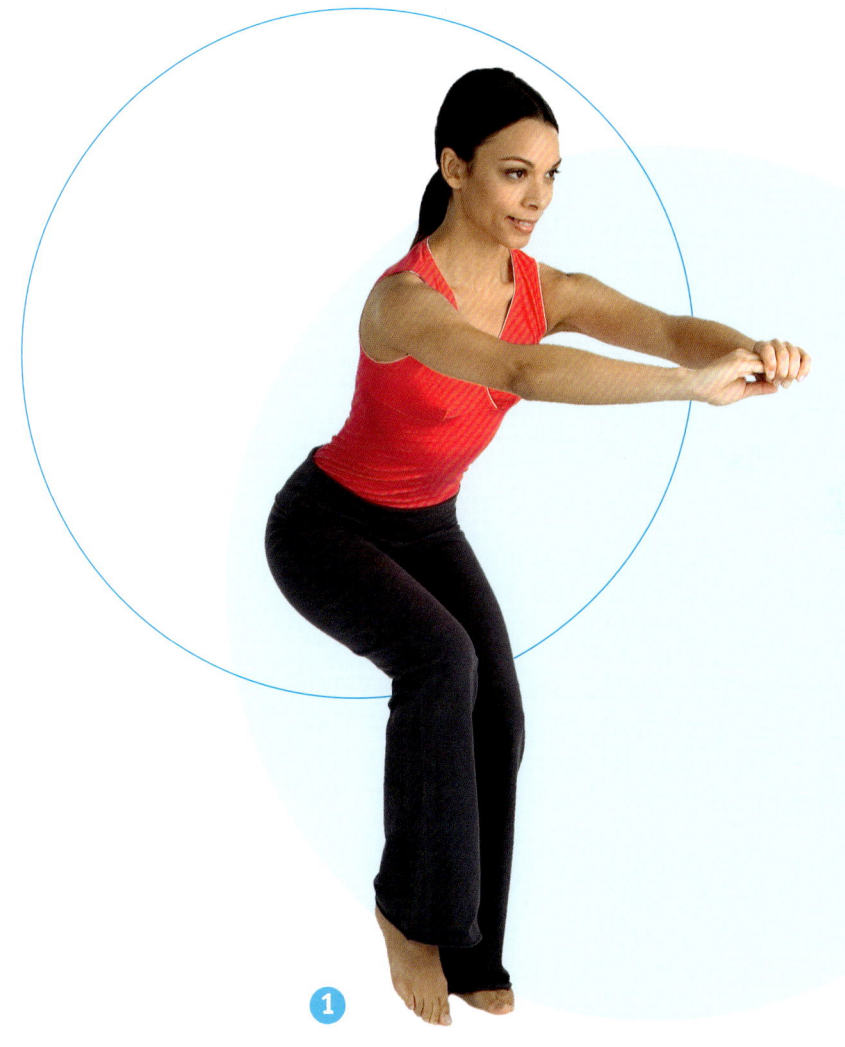

1

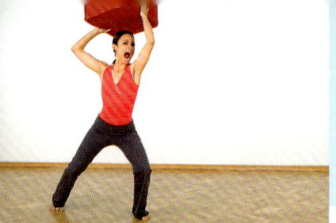

Boxen

Den Stress einfach wegboxen – warum nicht? Boxen ist eine Kampfsportart und erfüllt somit das Stressaktivitätsmuster »Kampf«. Die Übung baut nicht nur Ihre Stresshormone ab, sondern kurbelt auch Ihren Kreislauf und die Fettverbrennung an.

So trainieren Sie

1 Stellen Sie sich aufrecht und schulterbreit hin. Stellen Sie nun den rechten Fuß leicht nach hinten versetzt auf. Ballen Sie Ihre Hände zu Fäusten und halten Sie diese in Höhe Ihres Gesichtes, sodass Sie noch über Ihre Fäuste blicken können. Die Knöchel zeigen zueinander, die Handrücken nach außen.

* Die Ellenbogen zeigen jeweils nach unten zum Boden. Ziehen Sie die Schulterblätter zueinander und in Richtung Gesäß.
* Beide Knie sind leicht gebeugt und weisen in die gleiche Richtung wie Ihre Füße. Das vordere Knie zeigt nach vorne, das hintere zur Außenseite.

2 Aktivieren Sie Ihre Bauchmuskulatur und heben Sie die Ferse des hinteren Beines an. Drehen Sie die Hüfte auf dieser Seite nach vorne, das hintere Knie dreht leicht nach innen und die Ferse etwas nach außen. Das vordere Bein bleibt stabil stehen. Schlagen Sie gleichzeitig die seitengleiche Faust explosiv nach vorne, der Arm wird auf Schulterhöhe lang gestreckt.

* Die Schulter bewegt sich etwas mit nach vorne.
* Lassen Sie den Ellenbogen in der Endposition nicht im Gelenk »einschnappen«, er sollte ganz leicht gebeugt bleiben. Faust und Ellenbogen befinden sich hier auf einer Höhe.
* Stellen Sie sich vor, Sie schlügen gegen einen Gegenstand, den Körper eines Gegners oder gegen Ihre stressverursachende Angelegenheit.
* Atmen Sie mit dem Boxhieb aus.
* Führen Sie den Schlagarm genauso schnell wieder zurück, atmen Sie ein.
* Auch Hüfte und Bein kehren wieder in die Ausgangsposition zurück.
* Wiederholen Sie den Faustschlag 20- bis 30-mal und wechseln Sie anschließend die

So wird's optimal

● Drehen Sie beim Vorwärtsschlag die Faust, sodass der Handrücken nach oben zeigt.
● Der Handrücken bildet mit dem Unterarm eine Linie.
● Beim Zurückziehen des Armes dreht die Faust wieder zurück in ihre Ausgangsposition.
● Führen Sie die Bewegung anfangs langsam aus, um den richtigen Bewegungsablauf zu verinnerlichen.
● Der Faustschlag wird immer in Verbindung mit der Bewegung Ihres hinteren Beines, der Hüfte und dem Oberkörper ausgeführt.

Seite, indem Sie nun den linken Fuß leicht versetzt nach hinten aufstellen und den Faustschlag mit der linken Hand ausführen.

* Sie können die Fußposition auch durch einen schnell ausgeführten Sprung wechseln.
* Wenn Sie sich in der Übungsausführung sicher sind, variieren Sie diese, indem Sie bereits nach 10 Schlägen in die andere Fußposition springen. Führen Sie je Seite insgesamt 30 Faustschläge aus.
* Achten Sie auf Ihre Atmung.

* Legen Sie einen fetzigen Lieblingssong ein und geben Sie beim Refrain so richtig Gas.

Schwierige Variation

Führen Sie 3 schnelle Faustschläge aus, atmen Sie hierbei 3-mal stoßartig die Luft durch den Mund aus und atmen Sie danach 1-mal tief durch die Nase ein. Wechseln Sie anschließend durch einen Sprung auf die andere Seite. Wiederholen Sie dies 5- bis 10-mal pro Seite.

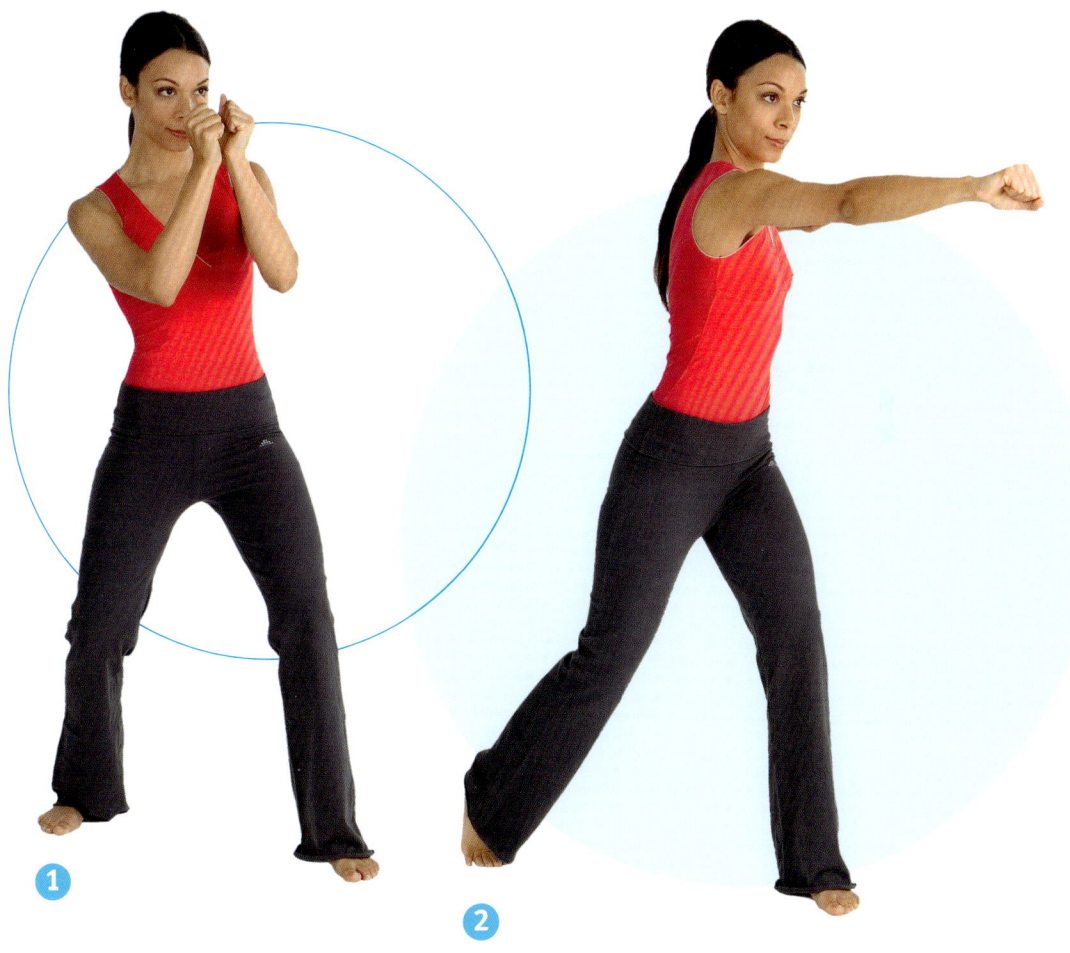

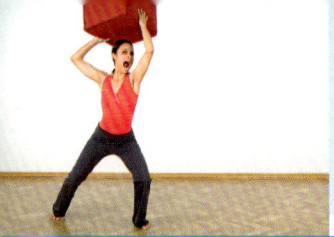

Der Ellenbogen-Kick

Mit dieser Übung befreien Sie sich wie mit der vorhergehenden Übung »Boxen« vom Stress, indem Sie ihn einfach wegkicken. Greifen Sie an, wenn Ihnen der Stress über den Kopf wächst. Bauen Sie die produzierten Stresshormone durch diese spontane Stressentladung wieder ab. Durch den kraftvollen Einsatz Ihrer Beine wirkt diese Übung als forderndes Ganzkörpertraining. Zusätzlich stärken Sie hervorragend Ihre gesamte Bauchmuskulatur.

So trainieren Sie

❶ Stellen Sie sich aufrecht und schulterbreit hin. Die Knie sind ganz leicht gebeugt und zeigen wie die Füße etwas diagonal nach vorne außen. Ballen Sie Ihre Hände zu Fäusten und halten Sie diese in Höhe Ihres Gesichtes, sodass Sie noch über Ihre Fäuste blicken können.

Mein Rat

Befreiender Kampfschrei

Stoßen Sie mit dem Ellenbogen-Kick einen kurzen Kampfschrei aus. Dadurch erhöhen Sie die Körperspannung und befreien sich von einem durch Leistungs- oder Termindruck einengenden Gefühl. Wenn Sie sich anfangs noch etwas genieren, können Sie auch erst mit einem gut hörbaren Ausatmen üben.

Die Knöchel zeigen zueinander, die Handrücken nach außen.
∗ Die Ellenbogen zeigen nach unten zum Boden. Ziehen Sie die Schulterblätter zueinander und in Richtung Gesäß.
∗ Aktivieren Sie Ihre Bauchmuskulatur.

❷ Heben Sie den rechten Ellenbogen seitlich auf Schulterhöhe an. Der Unterarm befindet sich parallel zu Ihrem Schultergürtel und der Handrücken zeigt nach oben. Die Hand des linken Armes liegt an den Knöcheln Ihrer rechten Faust.
∗ Ziehen Sie nun die rechte Faust in einer Ausholbewegung vor Ihre linke Schulter und heben Sie gleichzeitig den rechten Fuß, um einen großen Ausfallschritt zur Seite auszuführen. Hierbei setzt die Ferse zuerst auf, die Fußspitze zeigt wie das Knie zur Seite. Beugen Sie beide Beine und bleiben Sie im Oberkörper aufrecht.

❸ Stoßen Sie gleichzeitig den rechten Ellenbogen auf Schulterhöhe zur Seite, die rechte Faust befindet sich nun vor der rechten Schulter, die linke Hand begleitet die rechte Faust und unterstützt so den Stoß zur Seite.
∗ Stellen Sie sich vor, Sie würden den Ellenbogen fest gegen einen Gegenstand oder Gegner stoßen. Atmen Sie in dieser Bewegung aus.
∗ Ziehen Sie anschließend das Bein wieder zurück in die Ausgangsposition und führen Sie beide Fäuste wieder vor das Gesicht. Atmen Sie hierbei ein.
∗ Führen Sie die Bewegung nun auch zur linken Seite aus.
∗ Wiederholen Sie die Ellenbogen-Kicks 10- bis 20-mal pro Seite.

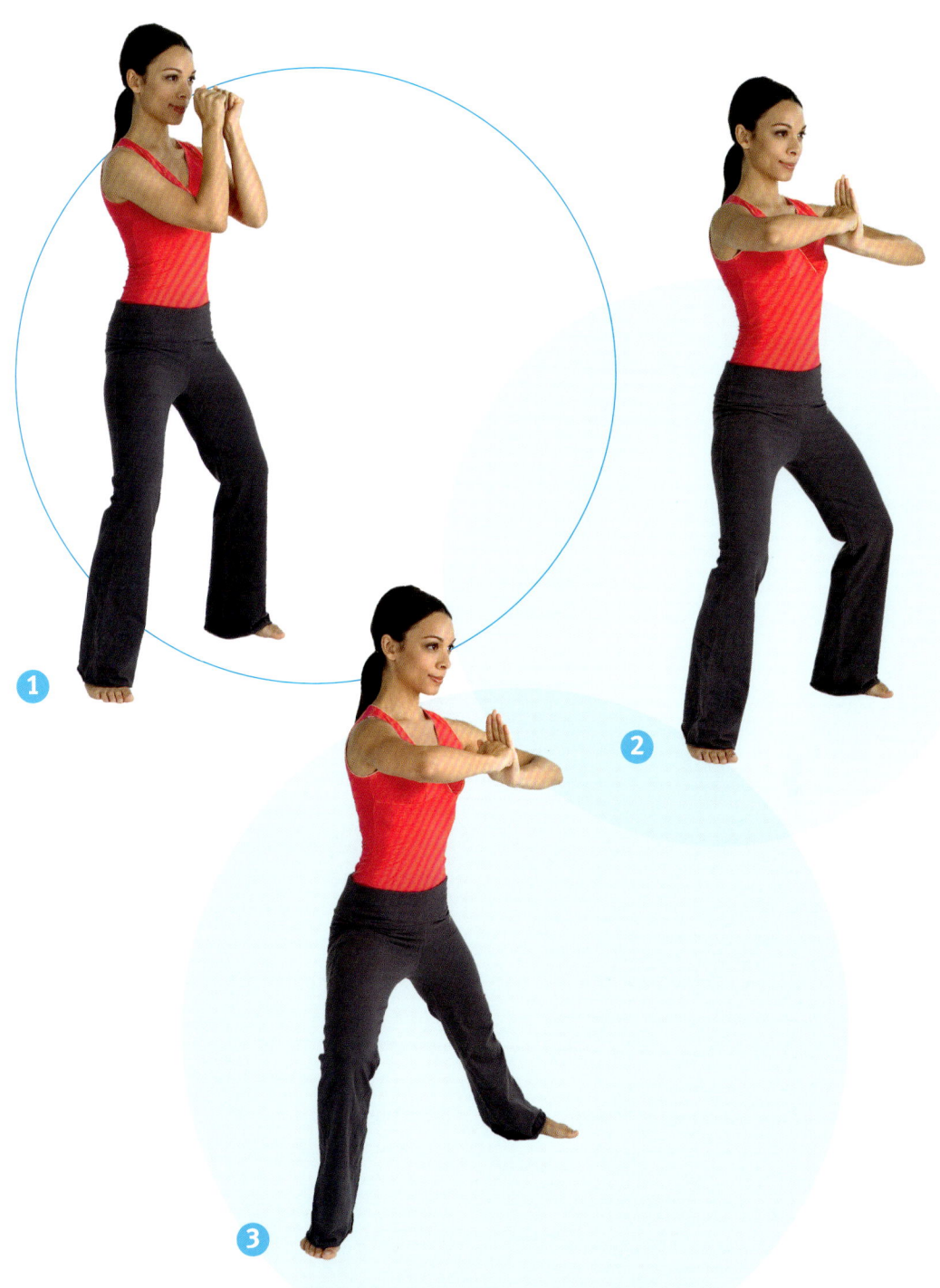

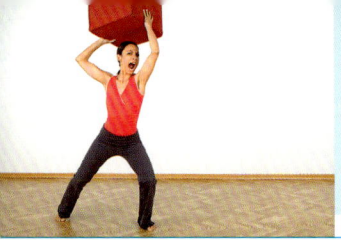

Der seitliche Stütz

In einem hektischen Alltag ist eine gesunde Körperhaltung sehr wichtig, da wir sie in besonders stressigen Situationen gerne vergessen und uns »hängen lassen«. Um den dadurch möglicherweise entstehenden Rückenbeschwerden vorzubeugen, benötigen Sie eine kräftige Bauch- und Rückenmuskulatur. Mit dieser Übung ist das garantiert.

So trainieren Sie

1 Nehmen Sie die Seitlage ein und stützen Sie den Ellenbogen des unteren Armes unter Ihrer Schulter auf, der Unterarm zeigt nach vorne in Ihre Blickrichtung. Die Beine sind in Verlängerung des Oberkörpers lang ausgestreckt.

* Der obere Arm liegt auf Ihrer Taille.

* Halten Sie den Kopf in Verlängerung der Wirbelsäule, sodass beide Ohrläppchen zu beiden Schultern den gleichen Abstand haben. Ziehen Sie das Kinn zur Halswirbelsäule, um diese lang zu halten.

* Aktivieren Sie Ihre Bauchmuskulatur und heben Sie dann mit dem Ausatmen Ihren Oberkörper, das Becken und die Knie vom Boden ab.

* Drücken Sie sich fest aus Ihrem Stützarm heraus nach oben, sinken Sie nicht in der stützenden Schulter ein.

* Beine, Hüfte und Oberkörper bilden eine Linie. Das Gewicht ruht auf dem Unterarm und den Füßen.

* Heben Sie nun das obere Bein an und strecken Sie den oberen Arm lang über den Kopf aus. Arm und Bein befinden sich parallel zum Boden.

2 Beugen Sie mit dem Ausatmen Arm und Bein gleichzeitig und führen Sie so Ellenbogen und Knie über Ihrer Taille zusammen. Ihre Hand und das Knie zeigen in dieser Position nach oben.

* Strecken Sie mit dem Einatmen Arm und Bein wieder aus.

* Wiederholen Sie dies 5- bis 15-mal.

* Senken Sie dann langsam Ihren Oberkörper, die Hüfte und das Knie wieder ab.

* Wechseln Sie anschließend auf die andere Seite.

* Führen Sie die Übung insgesamt bis zu 3-mal pro Seite aus.

Mein Rat

Tipp für den Beruf

Sie können die Übung auch im Sitzen, also z. B. an Ihrem Arbeitsplatz, ausführen. Setzen Sie sich hierfür aufrecht auf einen Stuhl. Ihre Knie bilden einen 90-Grad-Winkel. Heben Sie nun das rechte Knie seitlich auf Hüfthöhe an und Ihren rechten Arm angewinkelt mit dem Ellenbogen zur Seite zeigend auf Schulterhöhe. Behalten Sie eine aufrechte Körperhaltung bei und bringen Sie Ellenbogen und Knie neben Ihrem Oberkörper zueinander. Wiederholen Sie dies 5- bis 15-mal und wechseln Sie anschließend die Seite.

Einfache Variation

Wenn Sie anfangs Probleme haben, sich in der Stützposition zu halten, dann setzen Sie das Knie des unteren Beines auf dem Boden auf. Der Unterschenkel ist leicht nach hinten abge- winkelt. Heben Sie das obere Bein an und strecken Sie den oberen Arm parallel zum Boden lang aus. Führen Sie nun wie oben beschrieben Ellenbogen und Knie über Ihrer Taille zusammen.

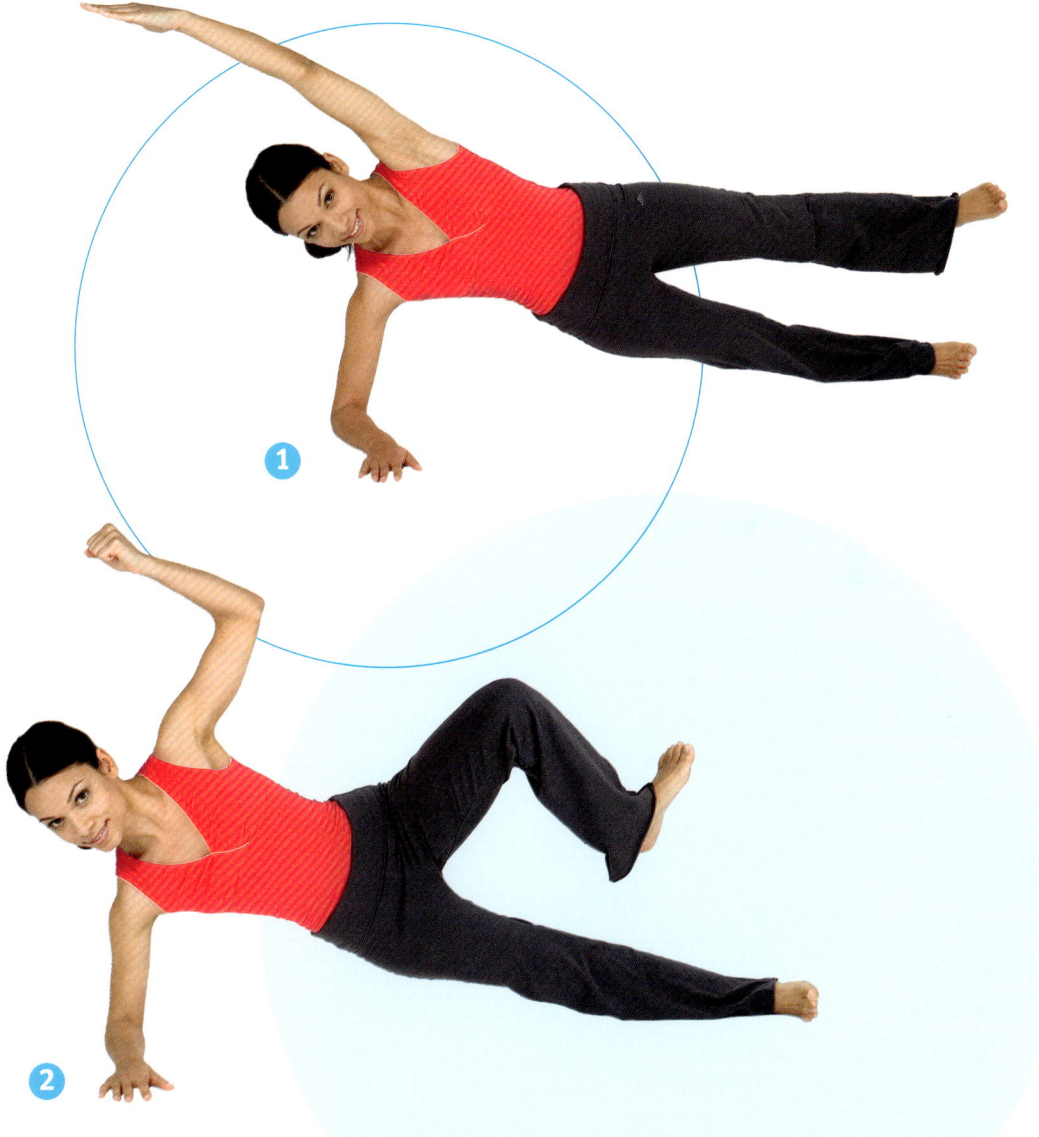

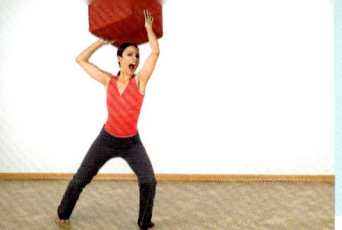

Tipps für den Beruf

Sie müssen nicht unbedingt auf dem Boden sitzen, um diese Übung auszuführen. Wenn Sie z. B. in Ihrer Mittagspause den Bauch trainieren und gleichzeitig den Abbau Ihrer Stresshormone fördern wollen, reicht es aus, wenn Sie einen Stuhl oder eine andere Sitzgelegenheit zur Verfügung haben.

- Setzen Sie sich aufrecht auf die vordere Kante Ihrer Sitzgelegenheit. Stützen Sie sich mit den Händen neben Ihrem Gesäß auf der Sitzfläche ab.
- Neigen Sie nun Ihren Oberkörper gerade nach hinten und heben Sie ein Bein nach dem anderen angewinkelt an. Oberschenkel und Oberkörper bilden einen 45-Grad-Winkel.
- Ziehen Sie die Schultern in Richtung Gesäß und das Kinn zur Halswirbelsäule.
- Strecken Sie nun beide Beine diagonal nach oben aus und führen Sie die Scherenbewegung wie oben beschrieben aus.
- Auch hier gilt: Wenn Sie schon mit den gebeugten Beinen eine große Anstrengung in Bauch- und Rückenmuskulatur verspüren, dann lassen Sie die Scherenbewegung mit lang ausgestreckten Beinen weg und halten Sie die Beine lediglich in gebeugter Position etwa 10 bis 20 Sekunden lang in der Luft.
- Setzen Sie anschließend die Füße wieder auf und lockern Sie Ihren Rücken durch Strecken und Dehnen nach links und rechts zur Seite.

Die Scherenkraft

Herausforderungen sind dazu da, um sie erfolgreich zu bewältigen. Nehmen Sie also diese Herausforderung an und trainieren Sie gleichzeitig Ihre Bauchmuskulatur. Die Übung kann in leicht abgewandelter Form problemlos in Ihren Alltag integriert werden.

So trainieren Sie

1 Setzen Sie sich aufrecht auf den Boden und stützen Sie die Ellenbogen unter den Schultergelenken auf. Die Finger zeigen nach vorne.
* Stellen Sie Ihre Füße mit angewinkelten Beinen hüftbreit vor den Knien auf und neigen Sie Ihren Oberkörper gerade nach hinten.
* Aktivieren Sie Ihre Bauchmuskulatur und ziehen Sie den Bauchnabel zur Wirbelsäule.
* Heben Sie ein Bein nach dem anderen an. Die Beine bleiben hierbei gebeugt und die Unterschenkel befinden sich hüftbreit und parallel zum Boden.

2 Strecken Sie nun beide Beine lang nach oben aus, sodass die Beine einen 45-Grad-Winkel zum Boden bilden. Ziehen Sie den Bauchnabel fest zur Wirbelsäule.
* Führen Sie mit den Beinen Scherenbewegungen aus: Kreuzen Sie das linke Bein über das rechte und anschließend das rechte über das linke Bein. Wiederholen Sie dies 5- bis 10-mal je Beinseite.
* Atmen Sie währenddessen gleichmäßig weiter.
* Weichen Sie nicht mit dem Oberkörper aus.

* Das Brustbein bleibt angehoben, der Rücken gerade. Ziehen Sie das Kinn zur Halswirbelsäule und die Schulterblätter in Richtung Gesäß.
* Beugen Sie anschließend die Beine wieder und legen Sie sich zur Erholung auf den Rücken. Umarmen Sie Ihre Unterschenkel und schaukeln Sie zur Lockerung hin und her.
* Wiederholen Sie die Übung insgesamt 3-mal.

Einfache Variation

Wenn Sie bereits in der vorbereitenden Ausgangsposition mit gebeugten Beinen eine große Anstrengung in Bauch- und Rückenmuskulatur verspüren, dann lassen Sie die Scherbewegung mit lang gestreckten Beinen weg und halten Sie lediglich die Beine in gebeugter Position etwa 10 bis 20 Sekunden lang in der Luft. Atmen Sie währenddessen gleichmäßig weiter.

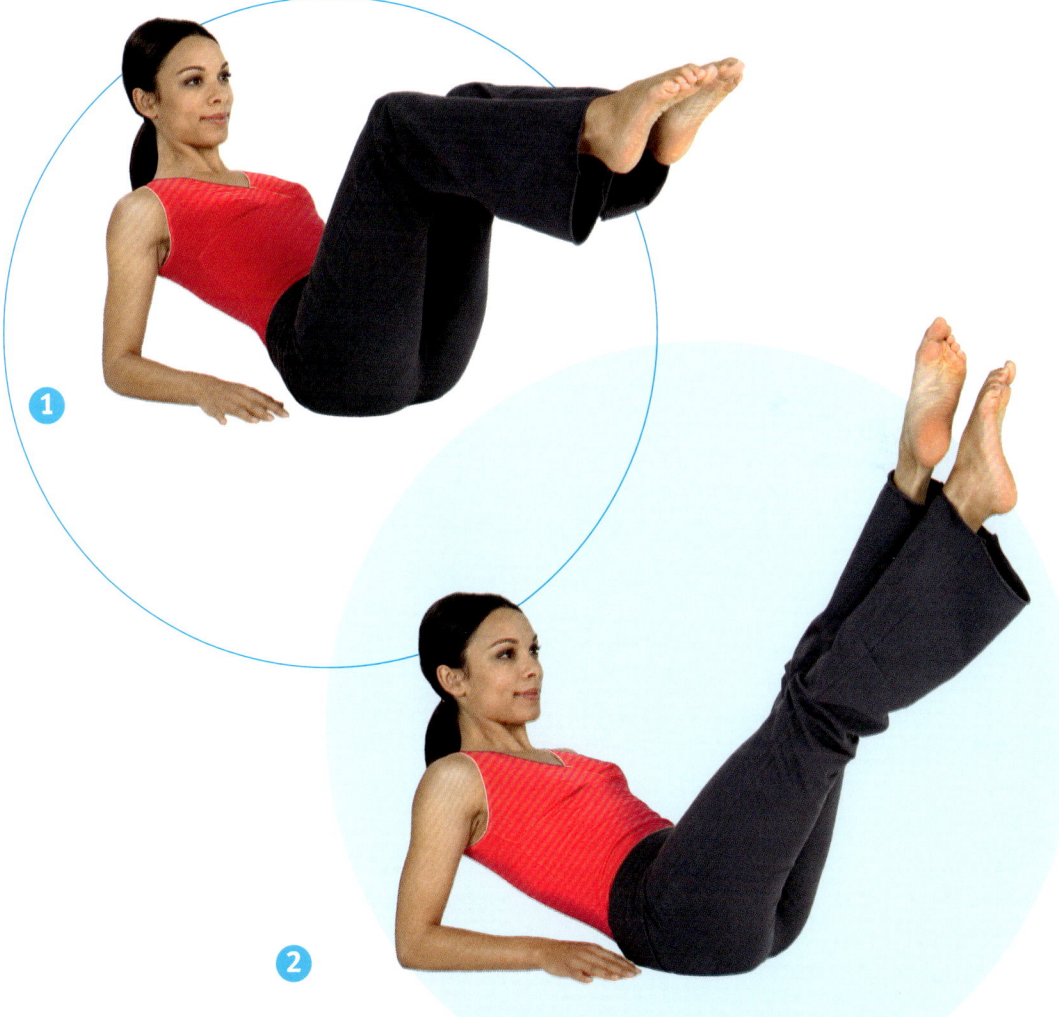

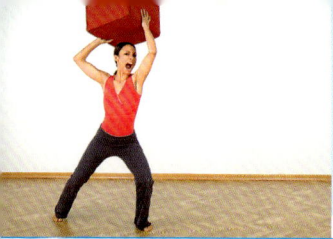

Der Sumo-Ringer

Wer mit beiden Beinen fest im Leben steht, den haut eigentlich – genauso wie einen Sumo-Ringer – nichts mehr um. Dafür brauchen Sie sich aber nicht das Gewicht eines japanischen Ringkämpfers zuzulegen. Mit der nachfolgenden Übung können Sie die Kraft, den Willen und vor allem die innere Stärke, sich durch nichts aus der Bahn werfen zu lassen, verinnerlichen.

So trainieren Sie

1 Stellen Sie sich aufrecht und mit etwas weiter als schulterbreit positionierten Füßen

So wird's optimal

- Halten Sie Ihren Rücken gerade! Das Brustbein bleibt angehoben, die Schultern ziehen in Richtung Gesäß.
- Ziehen Sie das Kinn leicht nach hinten und den Hinterkopf gleichzeitig nach oben, um den Nacken lang zu halten.
- Schieben Sie die Knie nicht über die Zehenspitzen hinaus, sie sollten immer über Ihren Füßen bleiben.
- Führen Sie die Übung anfangs langsamer aus, bis Sie den Bewegungsablauf verinnerlicht haben. Dann können Sie zur Steigerung der Trainingsintensität das Tempo erhöhen.

hin. Ihre Knie sind leicht gebeugt und zeigen wie Ihre Füße diagonal nach außen. Das Körpergewicht befindet sich überwiegend auf den Fersen.

* Halten Sie den Oberkörper aufrecht und heben Sie beide Arme angewinkelt vor dem Oberkörper an. Die Hände bilden eine Faust und befinden sich auf Schulterhöhe. Die Ellenbogen zeigen vor dem Oberkörper nach unten.
* Heben Sie nun das rechte Knie über vorne nach oben an und führen Sie das Bein in einem Viertelkreis über die rechte Seite in eine etwas weitere Schrittstellung.

2 Beugen Sie beide Beine, sobald Sie Ihren rechten Fuß mit der Ferse zuerst aufgestellt haben. Setzen Sie sich gleichzeitig mit dem Gesäß tief nach hinten unten, bis die Oberschenkel parallel zum Boden ausgerichtet sind.

* Öffnen Sie hier die Arme zur Seite und heben Sie die Ellenbogen auf Schulterhöhe an. Die Handrücken zeigen nach hinten und die Ellenbogen nach unten.
* Bringen Sie anschließend das rechte Bein wieder zurück in die Ausgangsposition, indem Sie das Knie seitlich anheben und es in einem Viertelkreis wieder über vorne nach oben führen.
* Bleiben Sie im Oberkörper aufrecht. Aktivieren Sie hierzu Ihre Bauchmuskulatur, ziehen Sie beide Schulterblätter in Richtung Gesäß und halten Sie das Brustbein angehoben.
* Wiederholen Sie die Bewegung nun mit dem linken Bein.
* Atmen Sie mit dem Tiefgehen aus und mit dem Hochgehen ein.
* Wiederholen Sie die Übung 10-mal je Seite.

Verschnaufen Sie anschließend kurz, lockern Sie Beine und Oberkörper und führen Sie 2 weitere Durchgänge aus.

Einfache Variation

Wenn Ihnen die Übung anfangs noch etwas schwerfällt, dann legen Sie beide Hände bequem auf dem unteren Rücken auf. Die Handinnenflächen zeigen nach hinten und die Ellenbogen leicht gebeugt nach außen. So stehen Ihnen mehr Kraft und Konzentration für Ihre Beinarbeit zur Verfügung. Bleiben Sie im Oberkörper aufrecht, lassen Sie nicht Ihre Schultern nach vorne hängen, sondern ziehen Sie beide Schulterblätter in Richtung Gesäß.

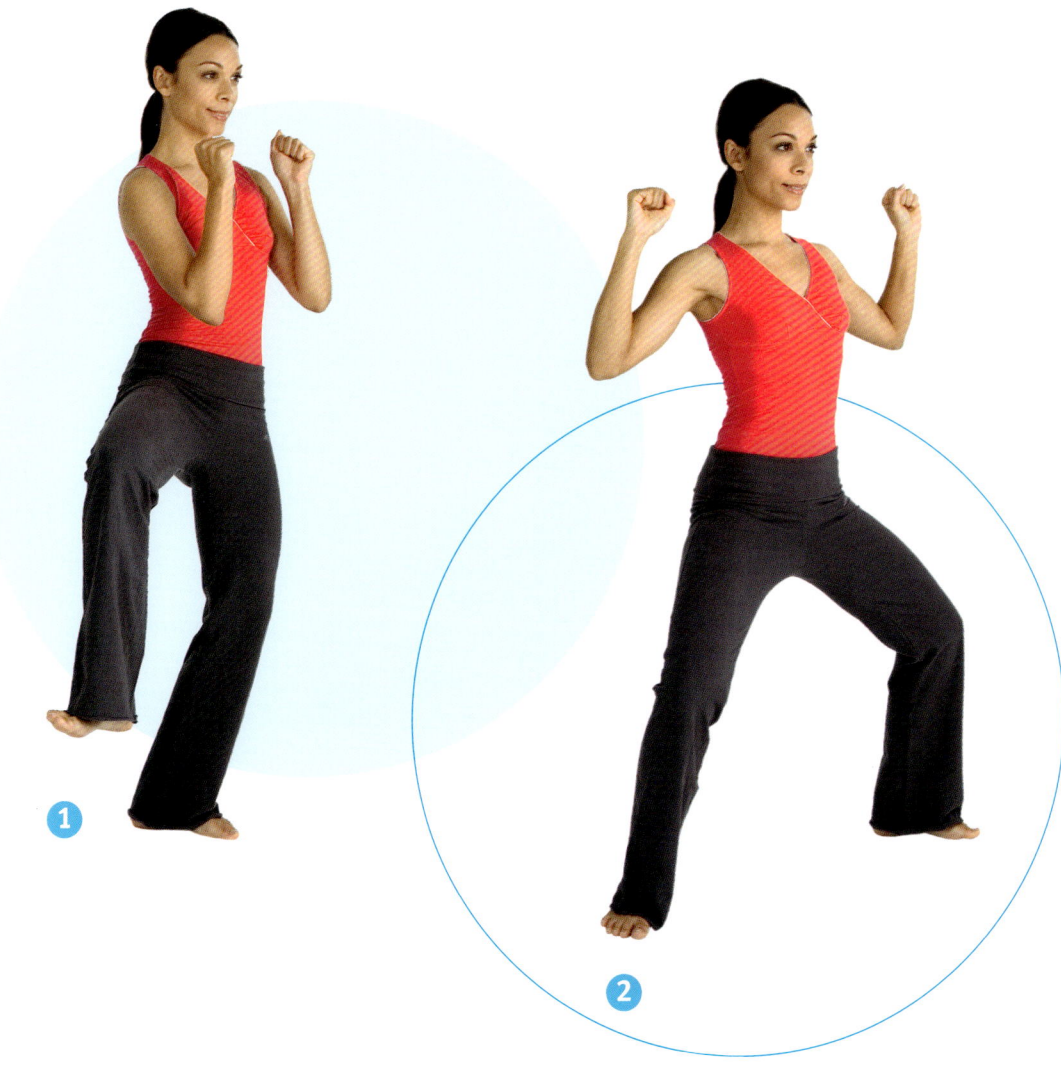

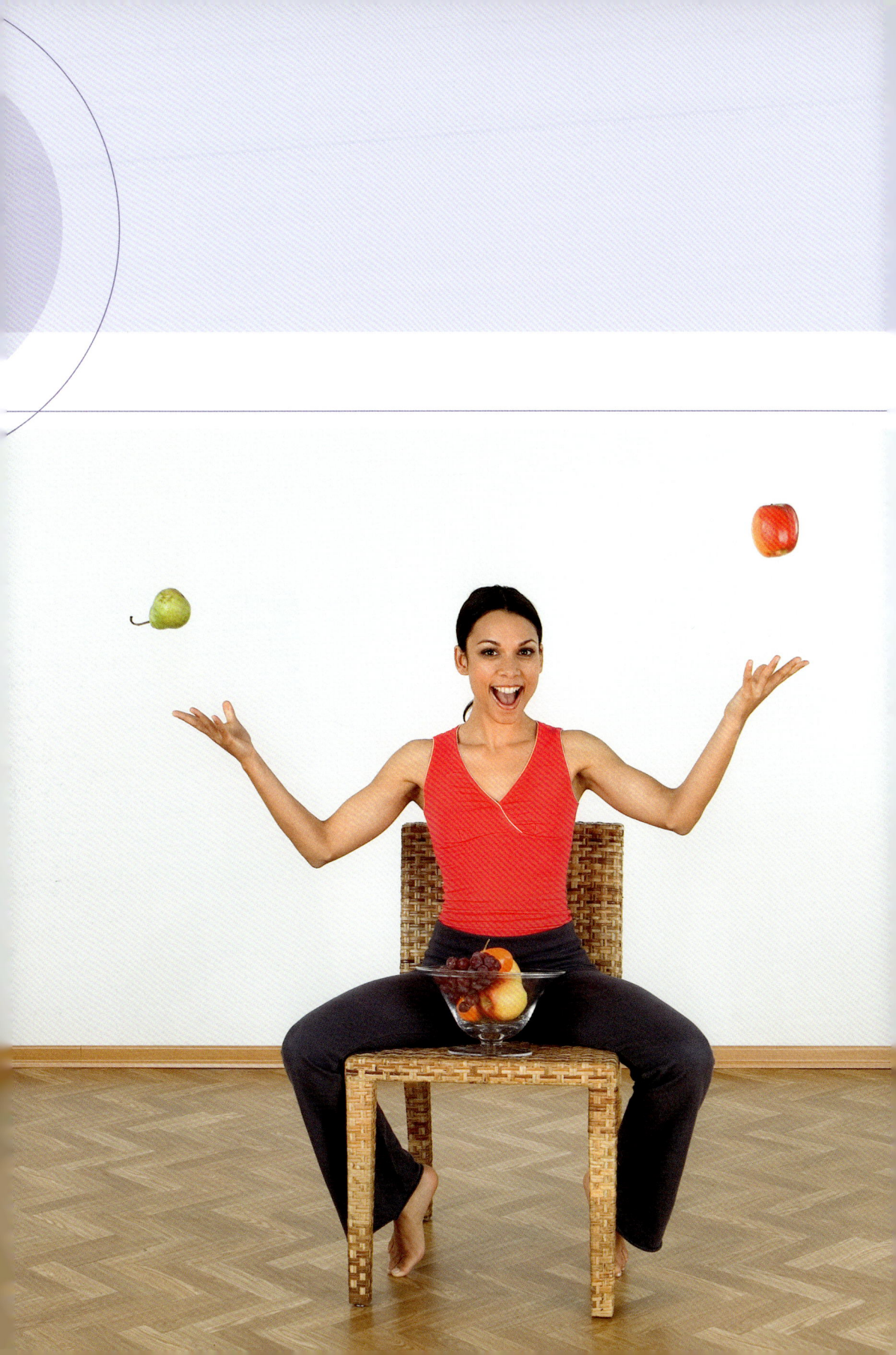

Dem Stress entgegentreten ...

... bringt Gelassenheit
und Energie

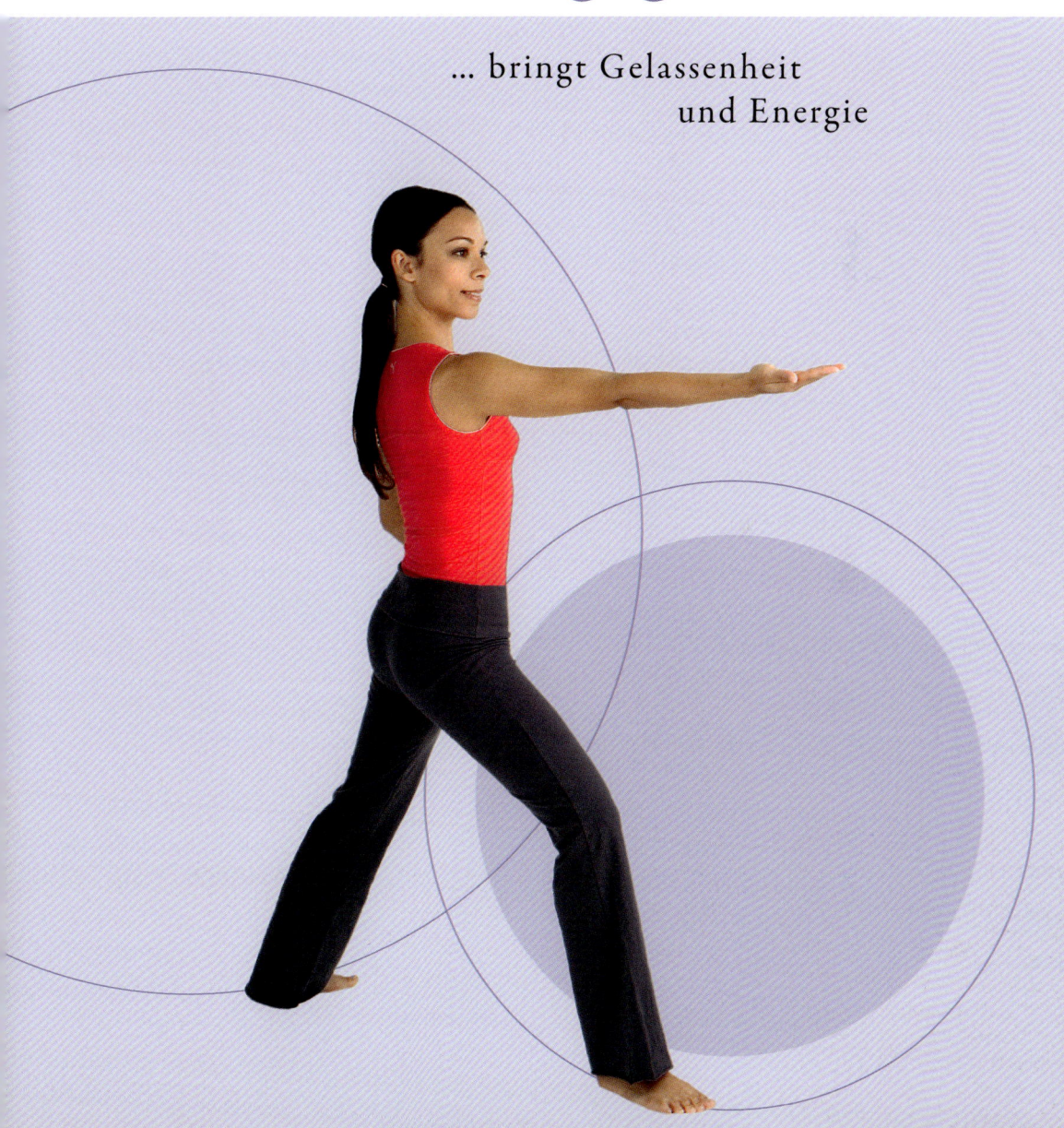

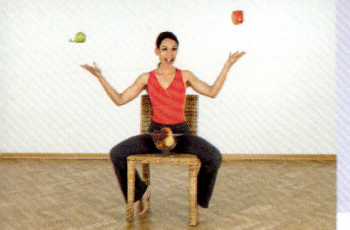

Die besten Übungen zur Stärkung der Nerven und der Seele

Wenn man den sprichwörtlichen Wald vor lauter Bäumen nicht mehr sieht, auf der Telefontastatur statt auf dem Taschenrechner herumtippt, um etwas auszurechnen, und frühmorgens mit Hauspantoffeln die Wohnung verlässt, ist es allerhöchste Zeit, das Nervenkostüm in die Reinigung zu bringen und frisch gebügelt wieder abzuholen.

Lassen Sie es am besten erst gar nicht so weit kommen! Jeder Mensch durchlebt mal mehr und mal weniger stressige Phasen und jeder Mensch geht damit anders um. Das hängt meist mit der inneren Stärke zusammen, von der manche mehr besitzen und manche eben weniger. Mit den nachfolgenden Übungen stärken Sie Ihr Nervenkostüm und schenken Ihrer Seele die verdiente Aufmerksamkeit.

Der Baum

»Der Baum« ist eine Yoga-Übung, die den Körper und den Geist beruhigt und entspannt. Ein Baum strebt nach oben und ist dennoch fest mit dem Boden verwurzelt. Mit seinem starken Stamm strahlt er Kraft und Ruhe zugleich aus. Erlangen auch Sie mehr Kraft und Ruhe mit dieser Übung. Sie benötigen keine Vorkenntnisse und müssen auch nicht sehr beweglich sein, um den »Baum« auszuführen. Verbessern Sie Ihr Gleichgewichtsgefühl und bringen Sie so Körper und Geist einander wieder näher. Dann werden Sie alle Herausforderungen gelassener bestehen.

So üben Sie

❶ Stellen Sie sich aufrecht und hüftbreit hin. Verlagern Sie Ihr Gewicht auf das linke Bein und legen Sie die rechte Fußsohle unterhalb des Knies an die Innenseite Ihres linken Unterschenkels. Das rechte Knie zeigt nach außen zur Seite. Die Zehen und Knie des Standbeins zeigen jeweils nach vorne.

✳ Legen Sie beide Handflächen vor dem Brustbein aneinander und ziehen Sie die Schulterblätter in Richtung Gesäß. Das Brustbein bleibt angehoben.

✳ Schieben Sie das Kinn zur Halswirbelsäule und den Hinterkopf nach oben, weg von den Schultern. So bleibt der Kopf in Verlängerung der Wirbelsäule.

✳ Öffnen Sie Ihr Becken, um das rechte Knie weit zur Seite ziehen zu können. Stellen Sie sich vor, wie warmer Honig über Becken, Hüftgelenke und Hüftgelenksmuskulatur fließt.

✳ Ziehen Sie gleichzeitig das Steißbein zur Kniekehle, um das Becken aufgerichtet und den unteren Rücken lang zu halten.

❷ Wenn Sie sich in dieser Position sicher fühlen, versuchen Sie, den Fuß oberhalb Ihres Knies an der Innenseite Ihres linken Oberschenkels zu positionieren.

✳ Führen Sie beide Hände über den Kopf. Die Handflächen bleiben zusammen. Die Fingerspitzen zeigen nach oben, die nur noch leicht gebeugten Ellenbogen nach außen.

* Halten Sie die Position mehrere Atemzüge lang und konzentrieren Sie sich auf einen bestimmten Punkt in Ihrem Körper oder vor Ihnen im Raum, der Ihnen hilft, die Balance zu halten.

* Gehen Sie anschließend langsam wieder aus der Position heraus und spüren Sie kurz nach. Führen Sie diese dann auch mit dem anderen Bein aus.

Einfache Variation

Falls es Ihnen schwerfällt, auf einem Bein zu stehen, stützen Sie sich mit einer Hand an einer Stuhllehne, an der Wand oder an einem Tisch ab. Legen Sie die freie Hand auf Ihren angehobenen Oberschenkel, um die Weite in Ihrem Becken zu unterstützen. Mit regelmäßigem Üben werden Sie die Hilfestellung durch Stuhl, Wand oder Tisch bald nicht mehr benötigen.

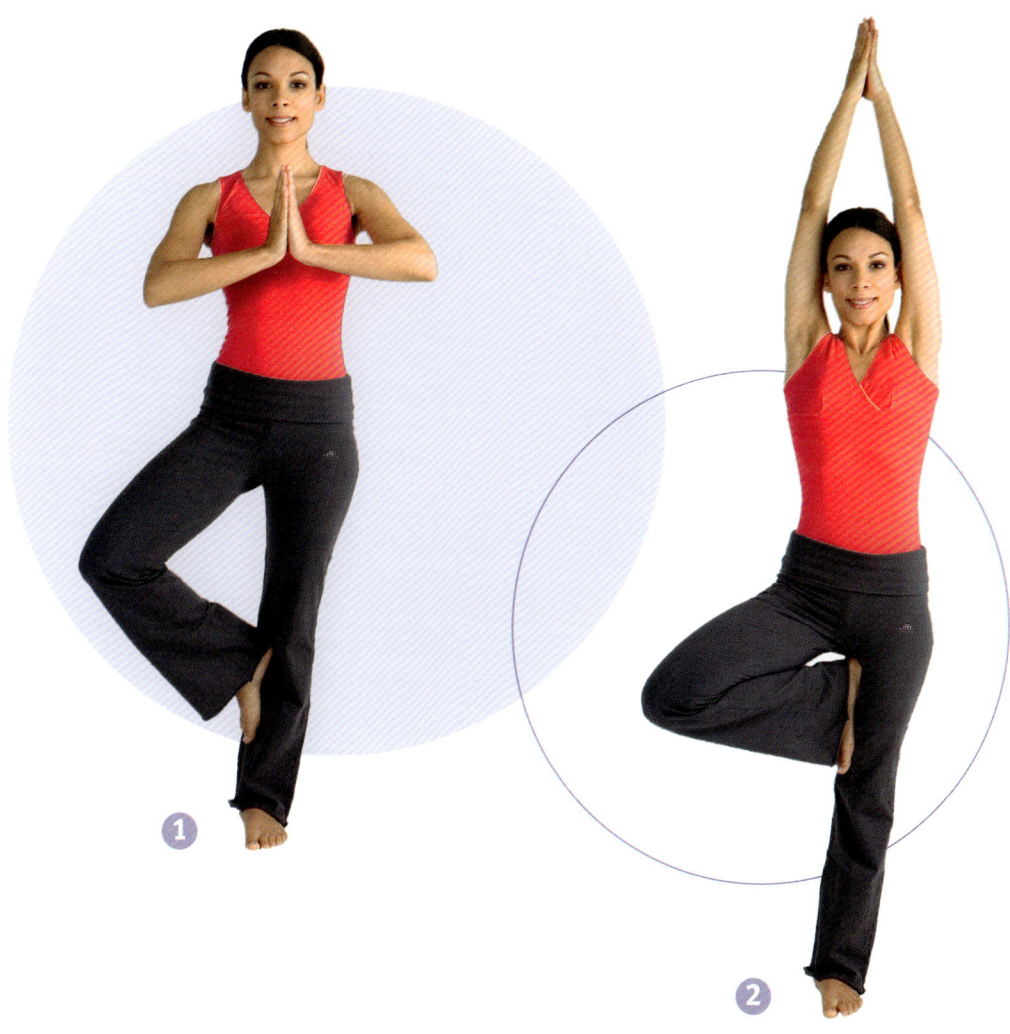

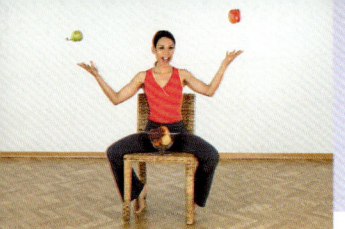

Die vier Himmelsrichtungen

Beginnen Sie den Tag mit dieser Übung oder nutzen Sie sie, um in nur fünf Minuten zwischendurch Energie zu tanken, kurz vom Alltagsgeschehen abzuschalten und die Seele zu beruhigen. Die Verbindung von Bewegung und Atmung bringt Körper und Geist wieder ins Gleichgewicht.

So üben Sie

1 Stellen Sie sich aufrecht hin. Ihre Füße stehen hüftbreit, die Arme hängen locker neben dem Oberkörper.

* Verlagern Sie Ihr Gewicht auf das linke Bein und machen Sie mit dem rechten Bein einen Ausfallschritt nach vorne.

* Strecken Sie gleichzeitig den rechten Arm auf Schulterhöhe lang nach vorne. Drehen Sie hierbei die Handfläche nach oben zur Decke. Die linke Hand liegt unterhalb Ihres Bauchnabels. Atmen Sie aus.

* Schieben Sie das Knie des vorderen Beines nicht über Ihren Fuß hinaus, sonst belasten Sie das Kniegelenk unnötig.

* Stellen Sie sich vor, Sie würden mit Ihrer Hand eine Bergspitze berühren und Ihr aktuelles Problem auf dem Gipfel ablegen. Mit dem Ausatmen pusten Sie diese unangenehme Angelegenheit weit über die Bergspitze hinweg.

* Führen Sie mit dem Einatmen das rechte Bein wieder zurück in die Ausgangsposition und wiederholen Sie den Bewegungsablauf sogleich mit dem linken Bein.

* Wiederholen Sie das Ganze etwa 60 Sekunden lang, kehren Sie dann in die Ausgangsposition zurück und spüren Sie einige Atemzüge lang nach.

2 Beginnen Sie anschließend den Ausfallschritt zur rechten Seite mit dem rechten Bein und strecken Sie gleichzeitig den rechten Arm auf Schulterhöhe lang zur rechten Seite aus. Atmen Sie aus.

* Blicken Sie über Ihre Hand hinweg und pusten Sie Ihren Stressor jetzt in diese Himmelsrichtung davon.

* Gehen Sie mit dem Einatmen wieder in die Ausgangsposition zurück und führen Sie den Ausfallschritt zur linken Seite aus.

* Wiederholen Sie das Ganze etwa 60 Sekunden lang, kehren Sie dann in die Ausgangs-

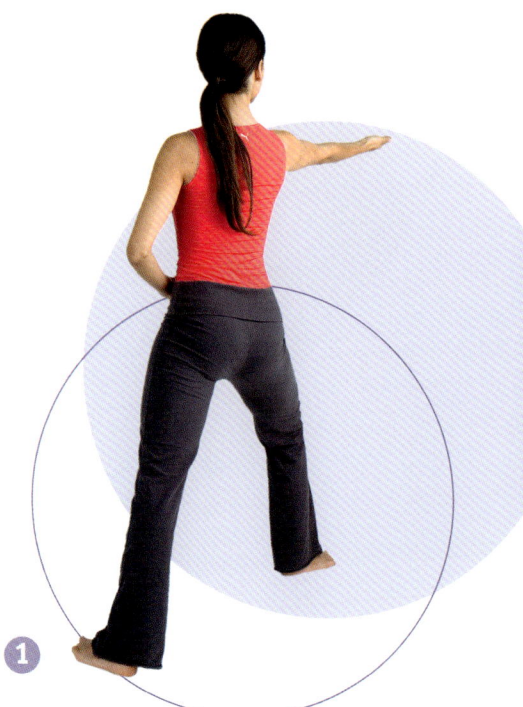

position zurück und spüren Sie einige Atemzüge lang nach.

❸ Führen Sie den Ausfallschritt mit dem rechten Bein, mit einer Drehung über Ihre rechte Schulter, nach hinten aus. Strecken Sie gleichzeitig den rechten Arm auf Schulterhöhe lang in diese Richtung aus. Atmen Sie aus.
* Blicken Sie auch hier weit über Ihre Hand hinweg und pusten Sie Ihren Stressor nun in diese Himmelsrichtung davon.
* Gehen Sie mit dem Einatmen wieder in die Ausgangsposition zurück und führen Sie den Ausfallschritt mit dem linken Bein nach hinten aus.

* Wiederholen Sie das Ganze etwa 60 Sekunden lang, kehren Sie dann in die Ausgangsposition zurück und spüren Sie einige Atemzüge lang nach.

Finden Sie Ihren eigenen Rhythmus. Sie können die Bewegung schneller, aber auch langsamer ausführen. Ganz wie es Ihnen guttut. Wenn Sie die Übung in einem Garten oder einer grünen Parkanlage ausführen, so tanken Sie gleichzeitig frischen Sauerstoff sowie viel positive Energie aus der Natur. Bei schlechtem Wetter kann Kerzenschein oder der Duft von Räucherstäbchen eine entspannende Atmosphäre herbeizaubern.

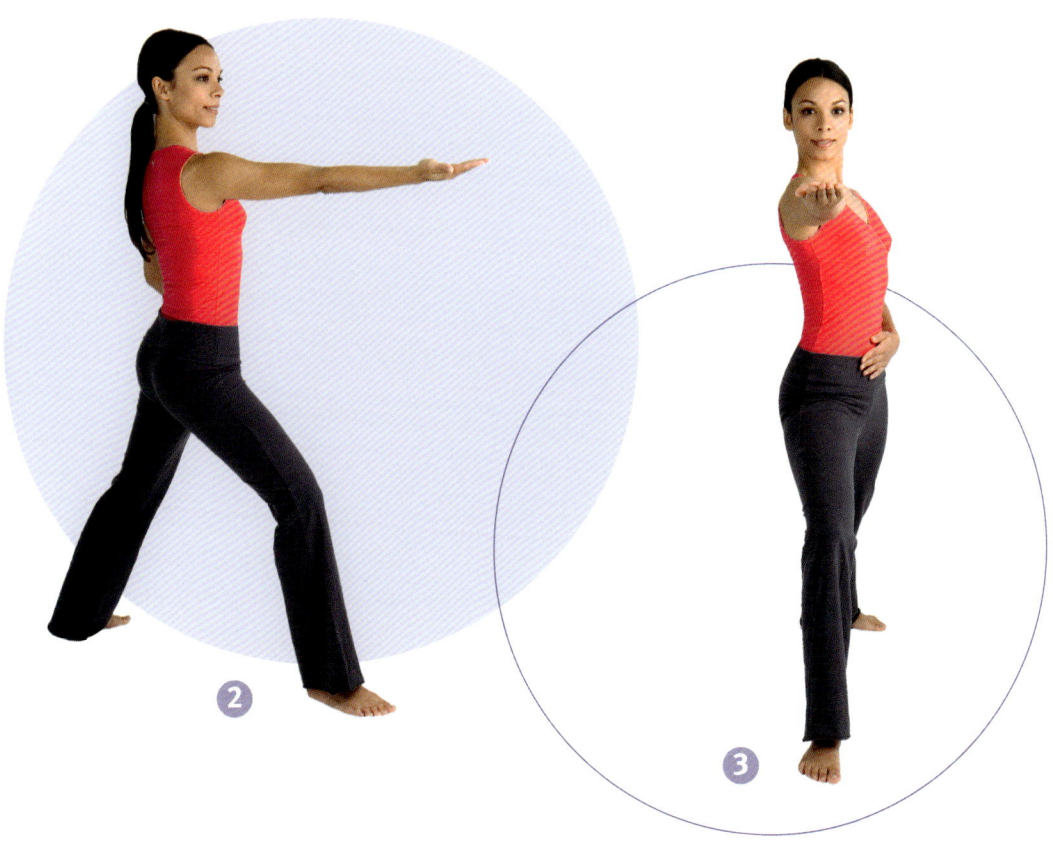

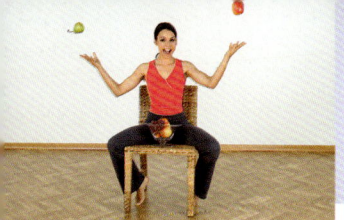

Der Fisch

Wer viel Gas gibt, muss auch mal auf die Bremse treten. Damit Sie nicht die Notbremse betätigen müssen, sollten Sie sich, wann immer Sie können, eine Auszeit gönnen. Mit der aus dem Yoga stammenden Übung »Der Fisch« entspannen Sie insbesonders Ihre Nackenpartie und den oberen Rücken, fördern die Durchblutung des Kopfes und können anschließend tiefer ein- und ausatmen. Daher ist diese Übung auch besonders für Menschen mit Asthma geeignet. Des Weiteren hilft diese Position, eine Situation, ein Problem oder das Leben von einem anderen Blickwinkel aus zu betrachten. Dies kann schnell zur Lösung eines Problems verhelfen, Sie auf der Suche nach einer richtigen Entscheidung in neue, aufschlussreiche Bahnen lenken und vor allem auch unangenehme Verspannungen lösen.

Neue Perspektiven

Oft sind wir so in unserer eigenen Art, Dinge zu betrachten, festgefahren, dass es uns unmöglich ist, auch andere Meinungen nachvollziehen zu können oder zu wollen. Davon überzeugt, den eigenen Weg als den richtigen Weg erkannt zu haben, versperren wir uns vielen neuen, spannenden Perspektiven, die uns das Leben so bieten kann. Deshalb sollten Sie lernen, die Welt auch einmal unvoreingenommen aus einem anderen Blickwinkel zu sehen.

So üben Sie

❶ Legen Sie sich auf einer weichen Unterlage auf den Rücken und strecken Sie beide Beine geschlossen lang aus. Die Arme liegen entspannt neben dem Oberkörper, die Handflächen zeigen zum Boden.

* Schieben Sie nun Ihre Hände unter das Gesäß und Ihre Ellenbogen so weit wie möglich unter den Rücken.

* Verlagern Sie nun Ihr Gewicht auf Ihre Unterarme, drücken Sie diese fest in den Boden und heben Sie Ihren Brustkorb an. Ihr Rücken macht dadurch ein Hohlkreuz, was in dieser Position aber keine Belastung für ihn darstellt.

* Legen Sie Ihren Kopf in den Nacken, bis Sie mit dem Scheitel auf dem Boden aufliegen. Lassen Sie den Mund leicht geöffnet, um die Kiefermuskeln wie auch die Gesichtsmuskeln zu entspannen.

* Verlagern Sie Ihr Gewicht mehr auf das Gesäß und bleiben Sie in der Nacken- und der oberen Rückenmuskulatur ganz entspannt.

* Auf dem Kopf lastet kein Gewicht, drücken Sie weiterhin beide Ellenbogen fest in den Boden.

* Bleiben Sie mehrere Atemzüge lang – maximal 60 Sekunden – in dieser Position. Atmen Sie tief und gleichmäßig.

* Gehen Sie anschließend langsam wieder aus dieser Position heraus und spüren Sie in der Rückenlage nach. Ziehen Sie beide Beine zum Oberkörper heran und umgreifen Sie sie mit den Armen. Atmen Sie tief in den Rücken hinein.

* Wiederholen Sie die Übung noch bis zu 2-mal.

Einfache Variation

Wenn Ihnen die Übung anfangs nicht behagt oder Sie im Oberkörper noch nicht so beweglich sind, können Sie sich mit einem dicken Kissen oder einem weichen Ball behelfen. Legen Sie sich wie oben beschrieben auf den Rücken. Positionieren Sie Kissen oder Ball unter Ihrer Brustwirbelsäule zwischen Ihren Schulterblättern. Lassen Sie nun den Oberkörper entspannt auf der weichen Unterlage nieder und legen Sie den Hinterkopf auf dem Boden ab.

Durch diese Erhöhung unter der Brustwirbelsäule können Sie ohne größeren Kraftaufwand Ihren Brustkorb weiten und die Atmung tief in den Bauchraum fließen lassen. Nehmen Sie auch die sanfte Dehnung Ihrer vorderen Halsmuskulatur wahr. Der Mund sollte leicht geöffnet bleiben, um auch die Kiefermuskulatur zu entspannen. Halten Sie diese Position mehrere Atemzüge lang und gehen Sie anschließend langsam wieder in die Rückenlage zurück, um der Wirkung der Übung nachzuspüren.

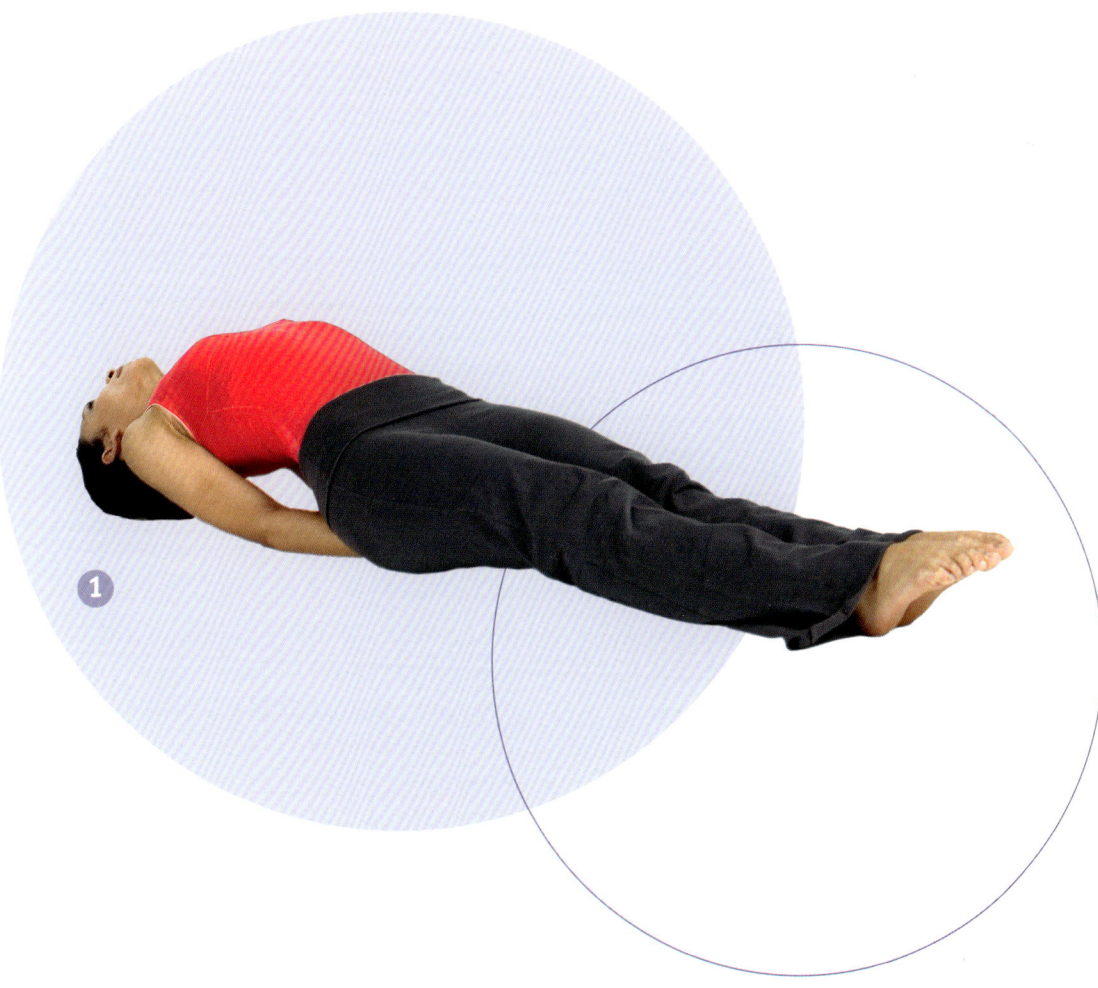

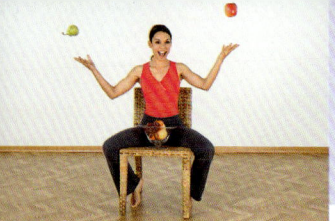

Die Schwingung

»Tief durchatmen!« Das ist ein gut gemeinter Ratschlag, wenn einem mal wieder alles über den Kopf wächst. Mit der nachfolgenden Übung können Sie dies einfach praktizieren und durch die Verbindung von Atmung und Bewegung die ausgleichende Wirkung zusätzlich verstärken. Sie werden sehen, mit welch einfachen Mitteln man sich zwischendurch erholen kann, um sich anschließend wieder gestärkt und motiviert den Herausforderungen des Alltags zu stellen. Und der minimale Zeitaufwand von etwa 30 bis 60 Sekunden erlaubt Ihnen keine Ausrede in Sachen »Zeitmangel«.

So üben Sie

❶ Stellen Sie sich aufrecht und hüftbreit hin. Die Arme hängen entspannt neben dem Oberkörper.

* Heben Sie die Fersen an, bis Sie nur noch auf den Fußballen balancieren, und strecken Sie gleichzeitig die Arme lang über den Kopf nach oben.

* Atmen Sie gleichzeitig tief durch die Nase bis in den Bauch hinein ein. Dabei wölbt sich die Bauchdecke nach außen, der Brustkorb weitet sich und die Schlüsselbeine heben sich.

❷ Senken Sie die Fersen wieder auf den Boden und schwingen Sie beide Arme nach unten, während Sie zugleich Ihren Oberkörper nach vorne unten beugen und die Knie leicht beugen.

* Atmen Sie gleichzeitig durch den Mund mit einem stimmlosen »sss« aus. Stellen Sie sich vor, wie Sie hierbei alles Schlechte, Negative, Unbrauchbare ausatmen.

* Richten Sie sich mit dem nächsten Einatmen wieder auf, heben Sie die Fersen vom Boden, strecken Sie die Arme wieder lang über den Kopf nach oben und spüren Sie, wie der frische Sauerstoff Ihrem Körper neue Kraft und Energie schenkt.

* Wiederholen Sie das Ganze bis zu 10-mal.

* Unterstützen Sie die Wirkung der Übung mit dem richtigen Armschwung. Sehen Sie den

Wenn die Luft wegbleibt

Haben Sie das Gefühl, dass Ihnen manchmal die Luft wegbleibt? In besonders stressigen Situationen neigen wir dazu, flacher zu atmen. Bei dieser sogenannten oberen Atmung oder auch Schlüsselbeinatmung gelangt die Luft nur in die oberen Lungenpartien. Dadurch ist die gesamte Einatmungsmenge geringer und dem Organismus steht weniger Sauerstoff für seine Funktionen zur Verfügung. Der Körper erfährt dadurch einen zusätzlichen Stress. Der Mensch kann lange Zeit ohne Nahrung, eine bestimmte Zeit ohne Wasser, aber niemals ohne Sauerstoff überleben. Durch eine zusätzlich unachtsam eingenommene gekrümmte Körperhaltung nimmt die Qualität der Atmung zusätzlich ab. Deshalb ist es wichtig, vor allem in stressigen Situationen und Lebensphasen auf eine tiefe Atmung bis in den Bauchraum hinein zu achten.

Armeinsatz nicht als lästiges Übel, sondern als antreibenden Motor für Ihre tiefe Ein- und Ausatmung. Strecken Sie die Arme mit dem Einatmen kraftvoll nach oben zum Himmel und lassen Sie sie mit dem Ausatmen genauso kraftvoll nach unten durchschwingen, um sich dann mit noch mehr Elan wieder aufzurichten.

* Durch die intensive Atmung und den schnellen Wechsel vom aufrechten Stehen zur Vorbeuge kann ein leichtes Schwindelgefühl auftreten. Das ist kein negatives Zeichen, sondern nur eine natürliche Reaktion Ihres Körpers auf eine plötzlich veränderte Situation. Das Schwindelgefühl lässt schnell wieder nach.

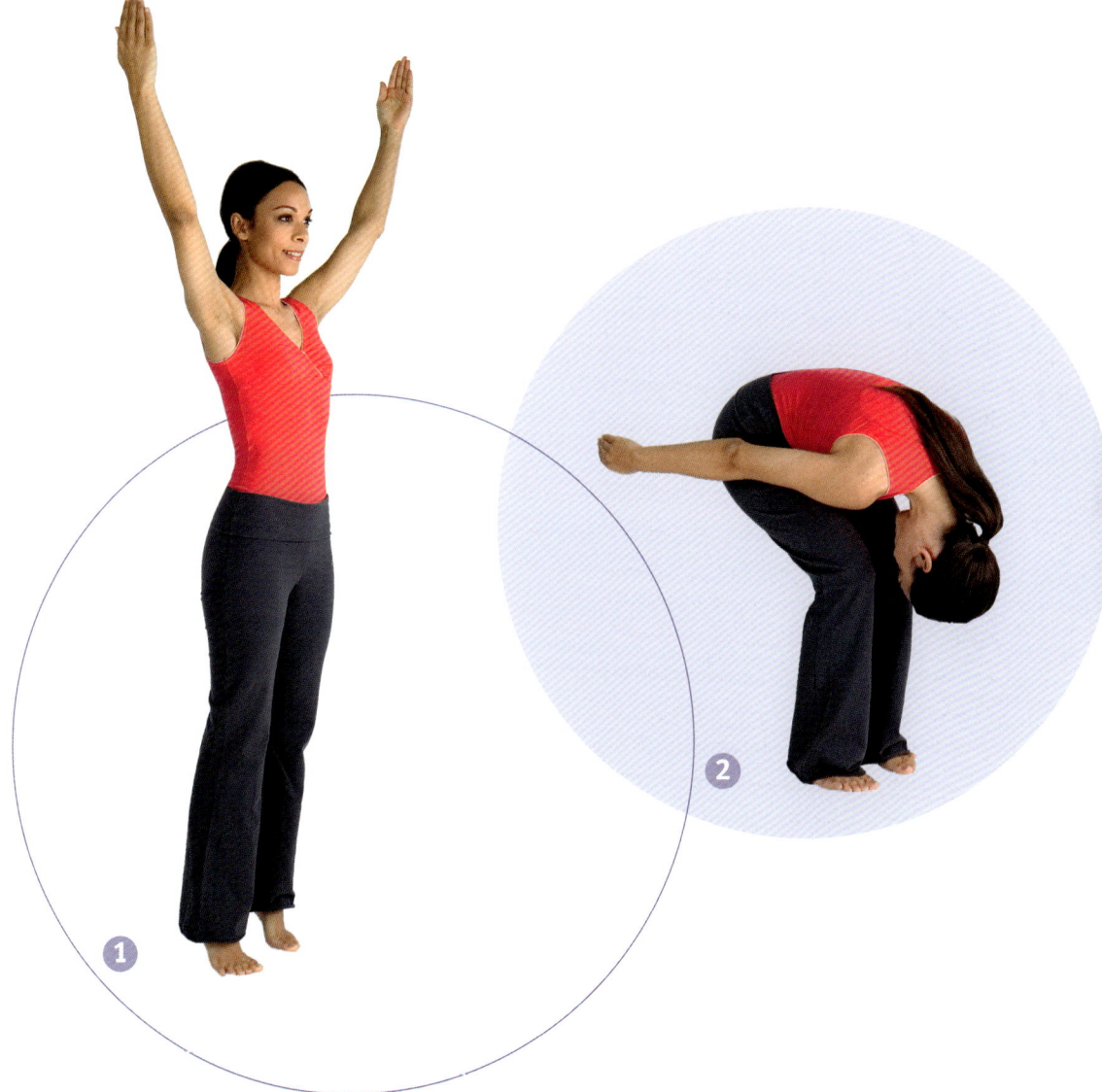

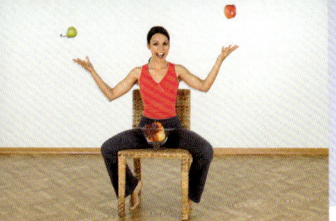

Der Mond

Verbessern Sie Ihre körperliche und geistige Stabilität mit der Yoga-Übung »Der Mond«. Durch die dehnende und öffnende Wirkung und die anmutige Haltung erleben Sie vielleicht das Gefühl von angenehmer Abenteuerlust und neu erlebter Freiheit. Genießen Sie den Weg in diese Position hinein ohne Leistungsdruck.

So üben Sie

1 Stellen Sie sich aufrecht und mit weit gegrätschten Beinen hin. Drehen Sie den linken Fuß zur linken Seite, sodass die linke Ferse auf die Mitte Ihrer rechten Fußinnenseite zielt. Der rechte Fuß zeigt nach vorne, beide Beine sind gestreckt, Ihr Körperschwerpunkt liegt in der Mitte.

* Heben Sie beide Arme lang zur Seite auf Schulterhöhe an, die Handrücken zeigen nach oben. Sie blicken nach links, weit über Ihren linken Handrücken hinaus.

* Ziehen Sie den Rücken lang, die Schulterblätter in Richtung Gesäß, das Kinn zur Halswirbelsäule und den Hinterkopf nach oben.

2 Neigen Sie nun Ihren Oberkörper lang aus der Taille heraus zu Ihrer linken Seite, bis Sie mit der linken Hand Ihr Schienbein berühren können.

* Der rechte Arm begleitet diese Seitbeugung Ihres Oberkörpers und zeigt in dieser Position gerade nach oben, die Handinnenfläche nach vorne.

* Blicken Sie nach unten und halten Sie den Kopf in Verlängerung der Wirbelsäule.

* Gesäß, Schulterblätter und Hinterkopf befinden sich auf einer Ebene. Stellen Sie sich vor, Sie würden rücklings bequem an einer Wand lehnen.

3 Heben Sie nun den rechten Fuß vom Boden und strecken Sie das rechte Bein parallel zum Boden lang aus. Beugen Sie das Knie Ihres Standbeins ganz leicht und halten Sie das Becken stabil, das Steißbein zieht zu den Kniekehlen.

* Lösen Sie die linke Hand vom Schienbein und strecken Sie den Arm senkrecht nach

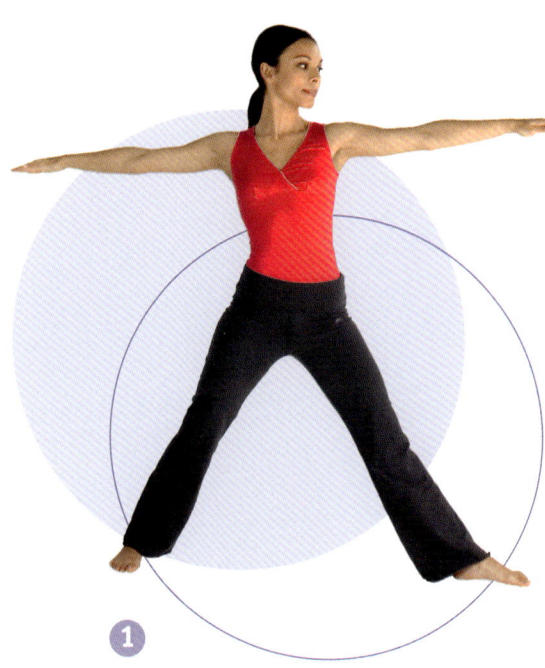

unten. Die Fingerspitzen zeigen zum Boden, die Handinnenfläche ist nach vorne gerichtet. Beide Arme bilden eine gerade, senkrechte Linie.

* Halten Sie diese Position mehrere Atemzüge lang. Atmen Sie gleichmäßig.
* Senken Sie anschließend das rechte Bein wieder, drehen Sie den linken Fuß nach vorne und rollen Sie den Oberkörper in der gegrätschten Beinposition Wirbel für Wirbel nach vorne unten in eine Vorbeuge. Entspannen Sie hier Schultern, Nacken und Rücken.
* Rollen Sie zum Schluss Wirbel für Wirbel wieder hoch in den weit gegrätschten, aufrech-

ten Stand und führen Sie die Position anschließend auch mit der anderen Beinseite aus.

Einfache Variation

Absolvieren Sie die Übung wie oben beschrieben, legen Sie jedoch den unteren Unterarm auf die Sitzfläche eines Stuhles. Die Stuhllehne stützt hierbei Ihre Schulterblätter und hilft Ihnen gleichzeitig bei der Orientierung, ob Sie gerade aufgerichtet sind und sich beide Schultern senkrecht übereinander befinden.

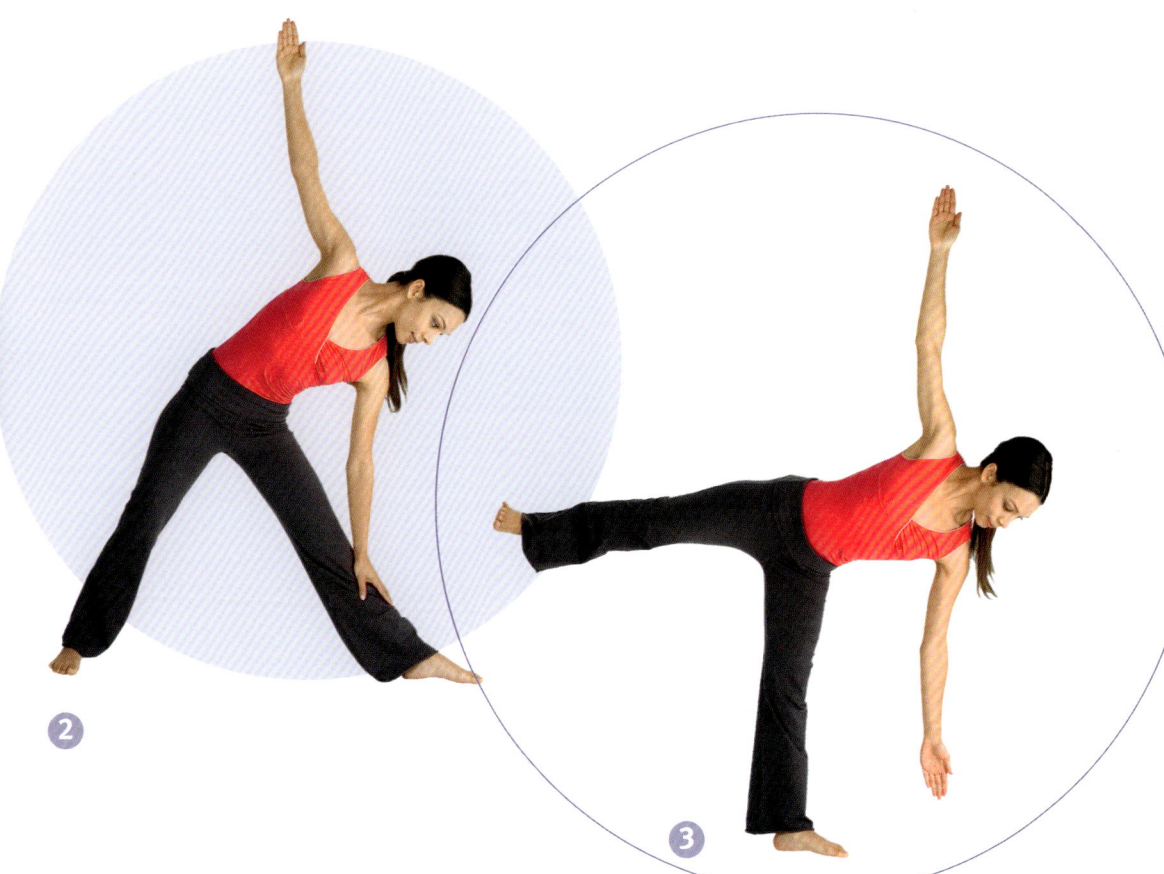

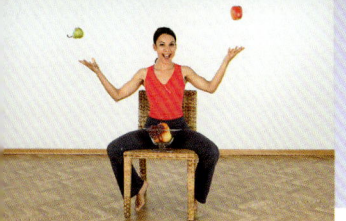

Die Kraft der Atmung

Eine kräftige und tiefe Atmung spendet Ihren Organen, Muskeln, Ihrem Herzen und Ihrem Kreislauf Vitalität und Frische. Durch das bewusste Atmen entwickeln Sie Ihre Konzentrationsfähigkeit und das wiederum lässt Sie Ihr Leben, Ihre Gedanken und Gefühle bewusster wahrnehmen. So, wie Sie in Stresssituationen mit einer schnelleren und flacheren Atmung reagieren, können Sie im Umkehrschluss mit einer langsamen und tiefen Atmung Ihr vegetatives Nervensystem beruhigen. Dadurch wird Ihr Herzschlag langsamer und die Muskelanspannung lässt nach. Probieren Sie es aus: Wenn Sie mal wieder hektisch Ihrer Zeit nachlaufen oder nicht mehr wissen, welche Aufgabe oder Angelegenheit Sie zuerst erledigen sollen, lauschen Sie kurz auf Ihre Atmung. Sie werden erkennen, dass Sie nur noch flach und höchstwahrscheinlich viel zu schnell atmen und Ihren Körper dadurch mit viel zu wenig Sauerstoff versorgen. Sie überleben zwar, doch die Funktionen Ihres Organismus werden nur noch auf Sparflamme betrieben. Beginnen Sie nun, langsamer und tiefer zu atmen, werden Sie bereits nach wenigen Atemzügen feststellen, wie schnell sich Ihr Körper und Ihr Geist beruhigen und Ihnen wieder mehr Energiereserven zur Verfügung stehen. Ebenso können Sie mit einer bewussten und entspannten Atmung Schmerzen, wie z. B. Kopf- oder Nackenschmerzen, lindern. Atmen Sie!

Die tiefe Atmung

Es geht auch ohne Koffein und Nikotin! Verbessern Sie Ihre Stressresistenz mit einer kräftigen Atmung. Denn mit einer bewussten und vor allem richtigen Atmung kräftigen Sie Ihre Lunge, beruhigen Sie Ihr Nervensystem, reinigen Sie Ihr Blut, bekämpfen Sie jegliche aufkommende Trägheit und unterstützen Sie Ihr Immunsystem. Geben Sie dem kraftlosen Durchhänger im Berufsalltag keine Chance! Führen Sie die Übung jedoch nicht unmittelbar nach einer Hauptmahlzeit durch, denn mit vollem Bauch atmet es sich schwerer.

So üben Sie

❶ Setzen Sie sich aufrecht auf einen Stuhl und stellen Sie die Füße hüftbreit und senkrecht unter den Kniegelenken auf. Lassen Sie beide Schulterblätter in Richtung Gesäß sinken und halten Sie das Brustbein angehoben.
∗ Ziehen Sie das Kinn zur Halswirbelsäule und den Hinterkopf nach oben weg von den Schultern, um den Kopf in Verlängerung der Halswirbelsäule zu halten.
∗ Sie können die Übung auch mit geschlossenen Augen ausführen und so die Atmung intensiver wahrnehmen.
∗ Atmen Sie gleichmäßig und langsam durch die Nase bis tief in den Bauch hinein ein. Dabei wölbt sich zuerst die Bauchdecke nach außen, dann dehnen sich die Rippen weit auseinander und zum Schluss hebt sich das Schlüsselbein.
∗ Halten Sie nun 1 bis 5 Sekunden lang den Atem an.

❷ Atmen Sie anschließend ganz langsam durch den Mund aus. Stoßen Sie hierbei den verbrauchten Sauerstoff durch die nur leicht geöffneten Lippen.

＊ Zuerst senkt sich das Schlüsselbein, dann entspannen sich die Rippen und zum Schluss ziehen Sie die Bauchdecke tief nach innen zur Wirbelsäule.

＊ Der Oberkörper bleibt dabei aufgerichtet.

＊ Atmen Sie so lange aus, bis die Lunge vollkommen leer ist, um anschließend wieder tief bis in den Bauch hinein Sauerstoff strömen zu lassen.

＊ Wiederholen Sie diese Übung 5-mal.

＊ Sie können die Übung auch unterwegs, im Auto, Zug oder Flugzeug, ausführen.

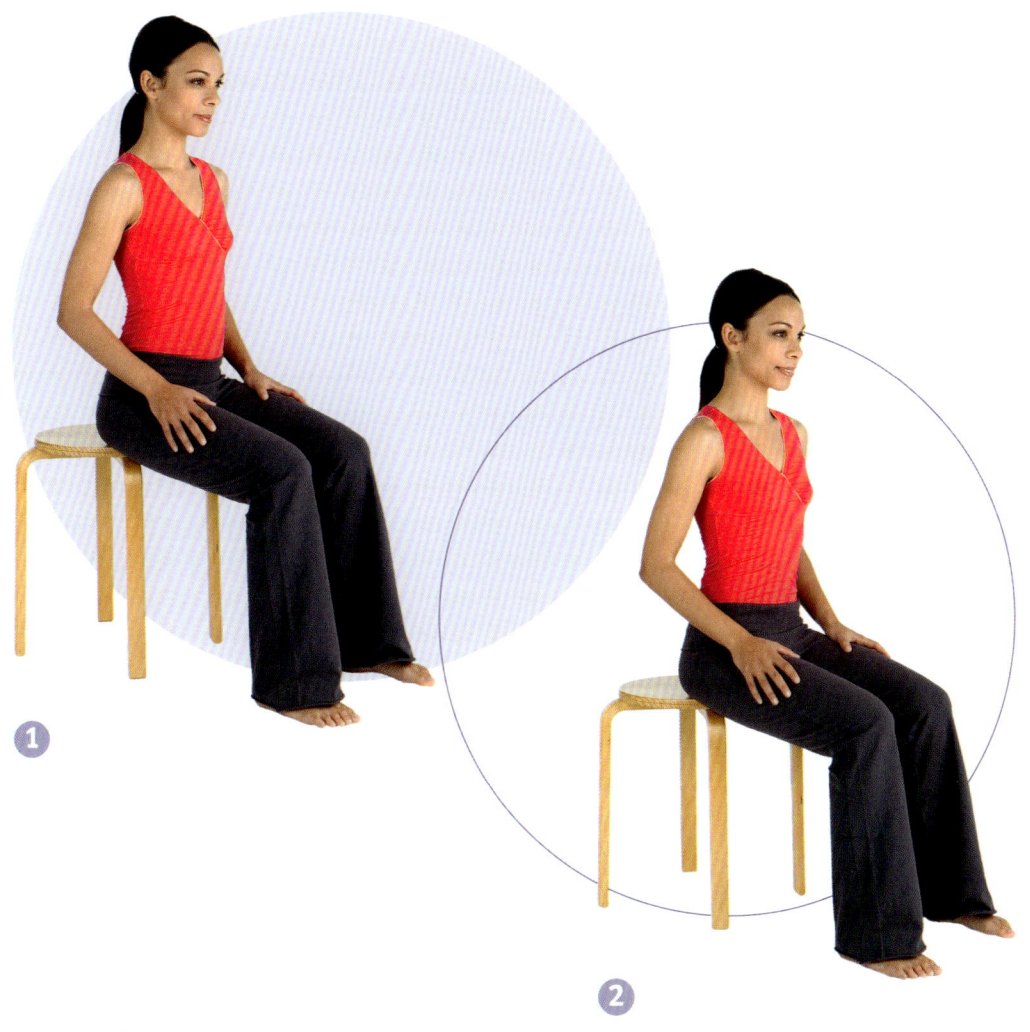

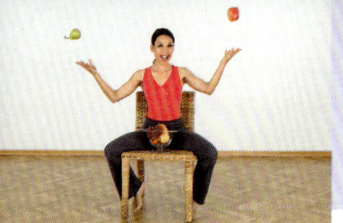

Der Pflug

Mit dem »Pflug« lindern Sie tief sitzende Spannungen und die dadurch hervorgerufenen Kopf- oder Nackenschmerzen. Sie kräftigen Ihr Nervensystem und tanken frische Energie und ausstrahlungsstarke Vitalität. Vielleicht haben Sie diese Übung zuletzt in Ihrer Schulzeit machen dürfen und werden mit Erschrecken feststellen, wie viel Beweglichkeit Ihr Körper im Lauf der Jahre einbüßen musste. Sehen Sie das als Chance, Ihren Körper wieder geschmeidig zu formen und die Erinnerung an die sorglose Leichtigkeit Ihrer Kindheit ins Gedächtnis zurückzurufen. Denn auch diese Leichtigkeit büßen wir mit der Zeit leider ein.

So üben Sie

1 Legen Sie sich auf einer weichen Unterlage auf den Rücken und strecken Sie beide Beine hüftbreit lang aus. Die Arme liegen entspannt neben dem Oberkörper, die Handflächen zeigen zum Boden.

* Aktivieren Sie Ihre Bauchmuskulatur und heben Sie ein Bein nach dem anderen an, bis sich die Knie senkrecht über Ihren Hüftgelenken befinden.

* Rollen Sie das Gesäß und den unteren Rücken vom Boden hoch. Drücken Sie zur Unterstützung Ihre Arme fest in den Boden. Sie können die Beine hier auch leicht gebeugt lassen.

* Führen Sie nun die Beine lang gestreckt über den Kopf nach oben, das Körpergewicht ruht auf Ihren Schulterblättern. Ihre Knie schweben über Ihrem Kopf.

2 Versuchen Sie nun, mit den Zehen den Boden hinter Ihrem Kopf zu berühren.

* Das Gewicht ruht weiterhin auf Ihren Schulterblättern, nicht auf der Halswirbelsäule.

* Falls Sie die Zehen nicht ganz auf dem Boden absetzen können, halten Sie die Beine nur, wie in Abbildung 1, über Ihrem Kopf.

* Halten Sie die Position mehrere Atemzüge lang.

* Rollen Sie anschließend langsam Wirbel für Wirbel den Rücken wieder auf den Boden ab. Ziehen Sie beide Beine geschlossen zum Oberkörper und umgreifen Sie sie mit den Armen. Atmen Sie tief in den Rücken hinein und spüren Sie der Wirkung der Übung nach.

* Wiederholen Sie die Übung noch bis zu 2-mal.

Einfache Variation

Wenn Sie Probleme haben, die Beine lang gestreckt über dem Kopf zu halten bzw. die Zehen hinter dem Kopf auf dem Boden abzustellen, dann helfen Sie sich mit einem Stuhl. Legen Sie sich hierzu vor den Stuhl auf den Boden. Der Kopf liegt vor den Stuhlbeinen. Beginnen Sie die Übung wie oben beschrieben, indem Sie beide Beine nach oben anheben und das Gesäß und den unteren Rücken hochrollen. Legen Sie dann die Unterschenkel auf der Sitzfläche des Stuhles ab. Ihr Gewicht ruht auf den Schulterblättern, Ihre Halswirbelsäule ist entlastet. Atmen Sie tief und gleichmäßig in den Rücken hinein und halten Sie diese Position mehrere Atemzüge lang. Gehen Sie anschließend langsam wieder zurück in die bequeme Rückenlage. Üben Sie regelmäßig weiter, Sie werden erstaunt sein, wie schnell sich Ihr Körper an diese neue Herausforderung gewöhnt. Nach und nach können Sie für Ihre Unterschenkel eine niedrigere Unterstützung wählen, z. B.

einen kleinen Hocker. Üben Sie regelmäßig weiter, bis Sie bald die Zehen auf dem Boden absetzen können.

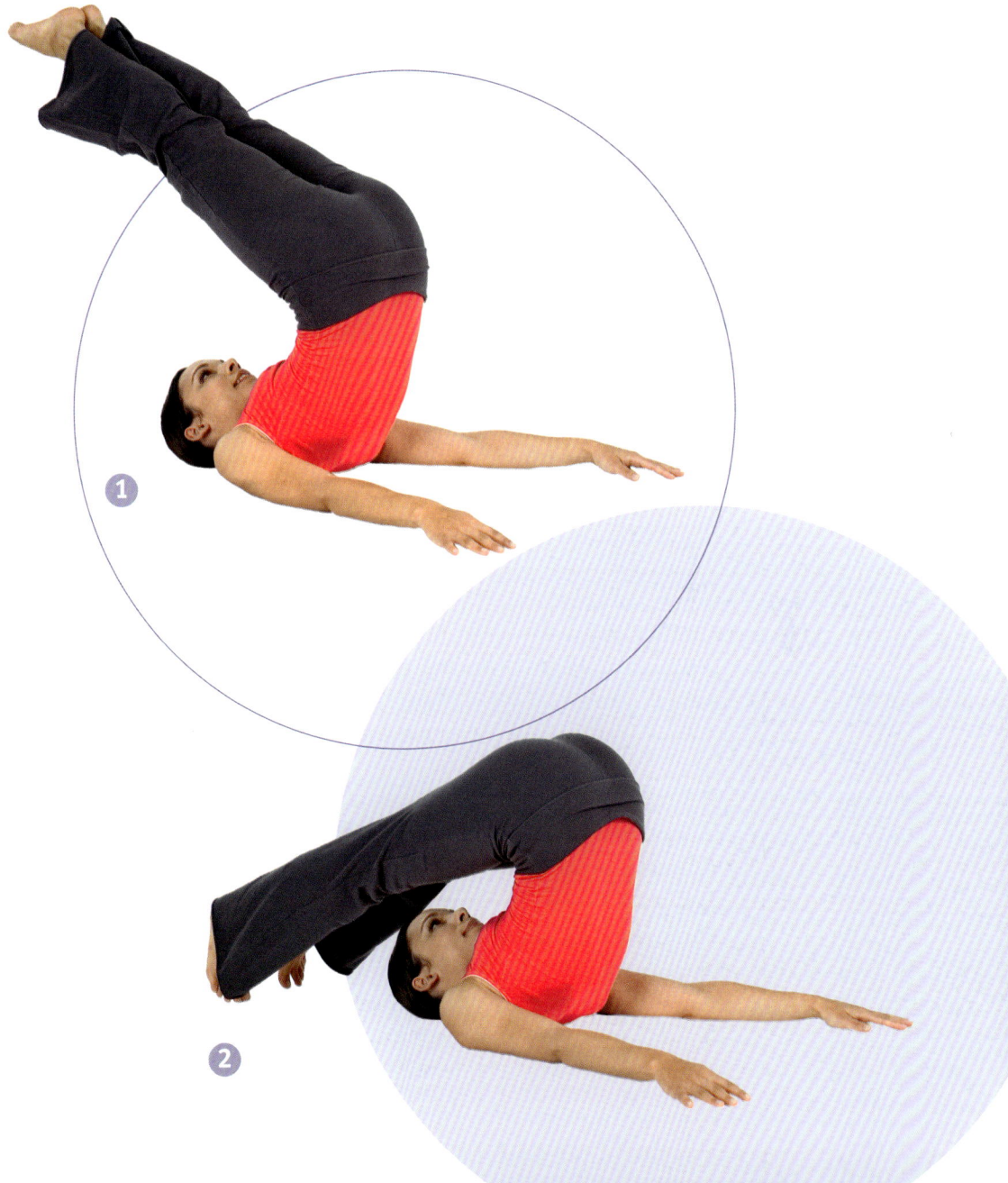

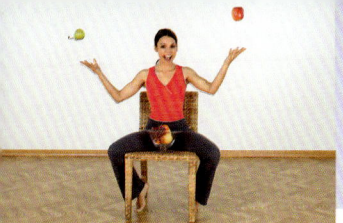

Die Brücke

Fühlen Sie sich eingeengt? Vom Stress erdrückt? Mit der »Brücke« verschaffen Sie sich den nötigen Freiraum, um wieder tief durchzuatmen. Mit dieser Übung werden negative Emotionen gelöst, und Sie halten Ihren Rücken geschmeidig.

So üben Sie

1 Legen Sie sich auf einer weichen Unterlage auf den Rücken und stellen Sie beide Füße hüft-

breit und senkrecht unter den Kniegelenken auf. Die Arme liegen entspannt neben dem Oberkörper, die Handflächen zeigen zum Boden.

* Ziehen Sie die Schulterblätter in Richtung Gesäß, das Kinn zur Halswirbelsäule und den Hinterkopf weg von den Schultern, um den Nacken lang und entspannt zu halten.

* Drücken Sie mit dem Ausatmen die Füße fest in den Boden und richten Sie das Becken auf, sodass sich Ihre Lendenwirbelsäule sanft auf die Unterlage schiebt.

2 Aktivieren Sie Ihre Bauchmuskulatur, indem Sie Ihren Bauchnabel zur Wirbelsäule ziehen, und rollen Sie nun langsam und Wirbel für Wirbel das Becken und den Rücken vom Boden ab, bis Ihr Gewicht nur noch von den Schulterblättern getragen wird.

* Brustbein, Becken und Knie bilden eine diagonale Linie.

* Der Kopf ruht in der Mitte, beide Ohrläppchen haben zu den Schultern den gleichen Abstand.

* Halten Sie diese Position mehrere Atemzüge lang.

* Rollen Sie anschließend mit dem Ausatmen langsam und Wirbel für Wirbel wieder den Rücken und das Becken auf den Boden zurück. Beginnen Sie hierbei mit dem Brustbein, indem Sie es sinken lassen, als würde es wie Butter in der Sonne schmelzen.

* Vernachlässigen Sie nicht das Abrollen Ihrer Lendenwirbel! Arbeiten Sie mit der Beckenkippung, um diesen eher unbeweglichen Abschnitt der Wirbelsäule im gleichen Tempo und mit der gleichen Kontrolle wie Ihren oberen Rücken abzurollen.

* Ziehen Sie anschließend beide Knie zum Oberkörper heran und umklammern Sie Ihre Unterschenkel. Schaukeln Sie etwas nach rechts und links und lassen Sie auch Ihren Kopf locker in der Bewegung nach rechts und links schaukeln. Spüren Sie der Übung nach.

* Wiederholen Sie die Übung noch bis zu 2-mal.

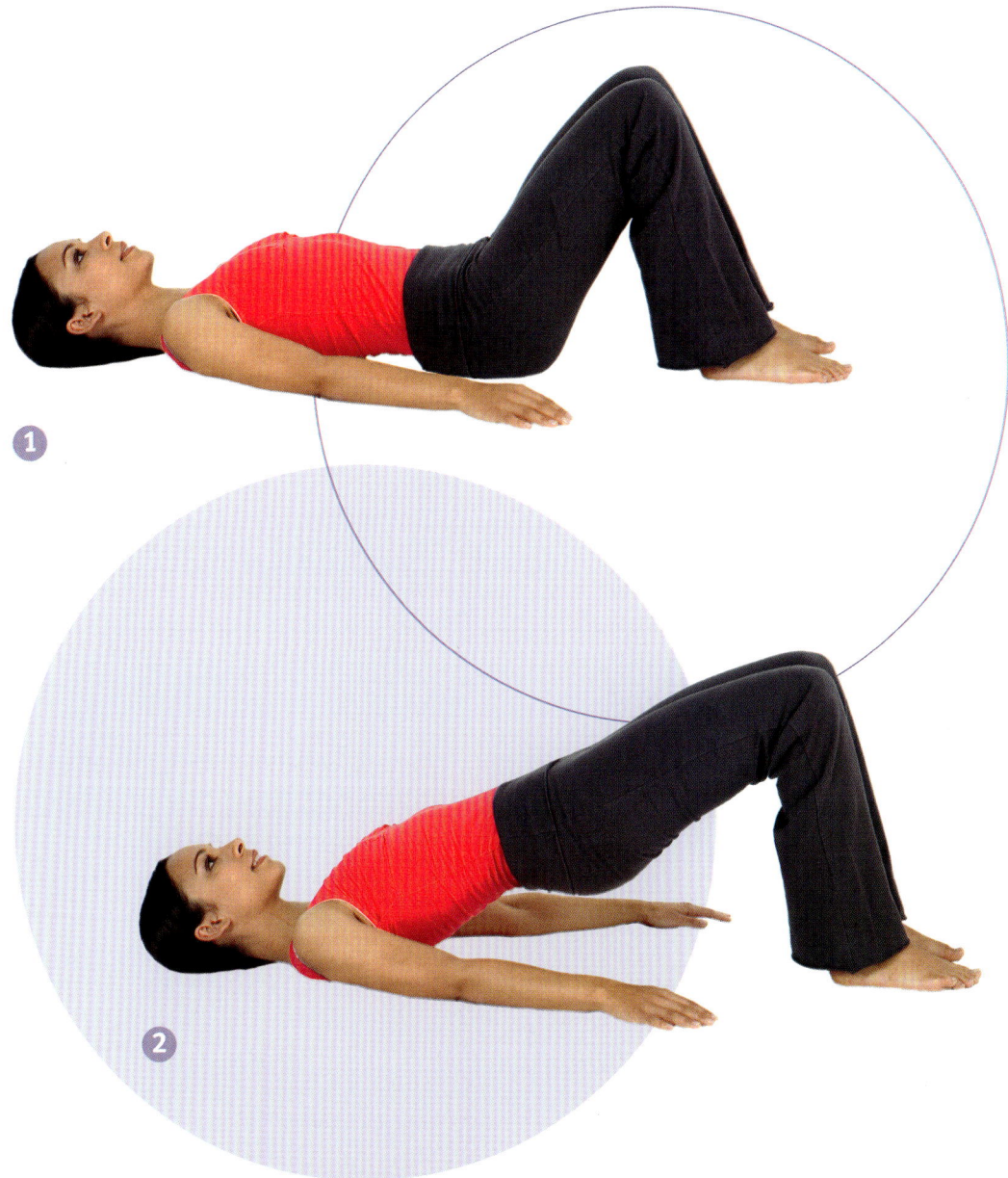

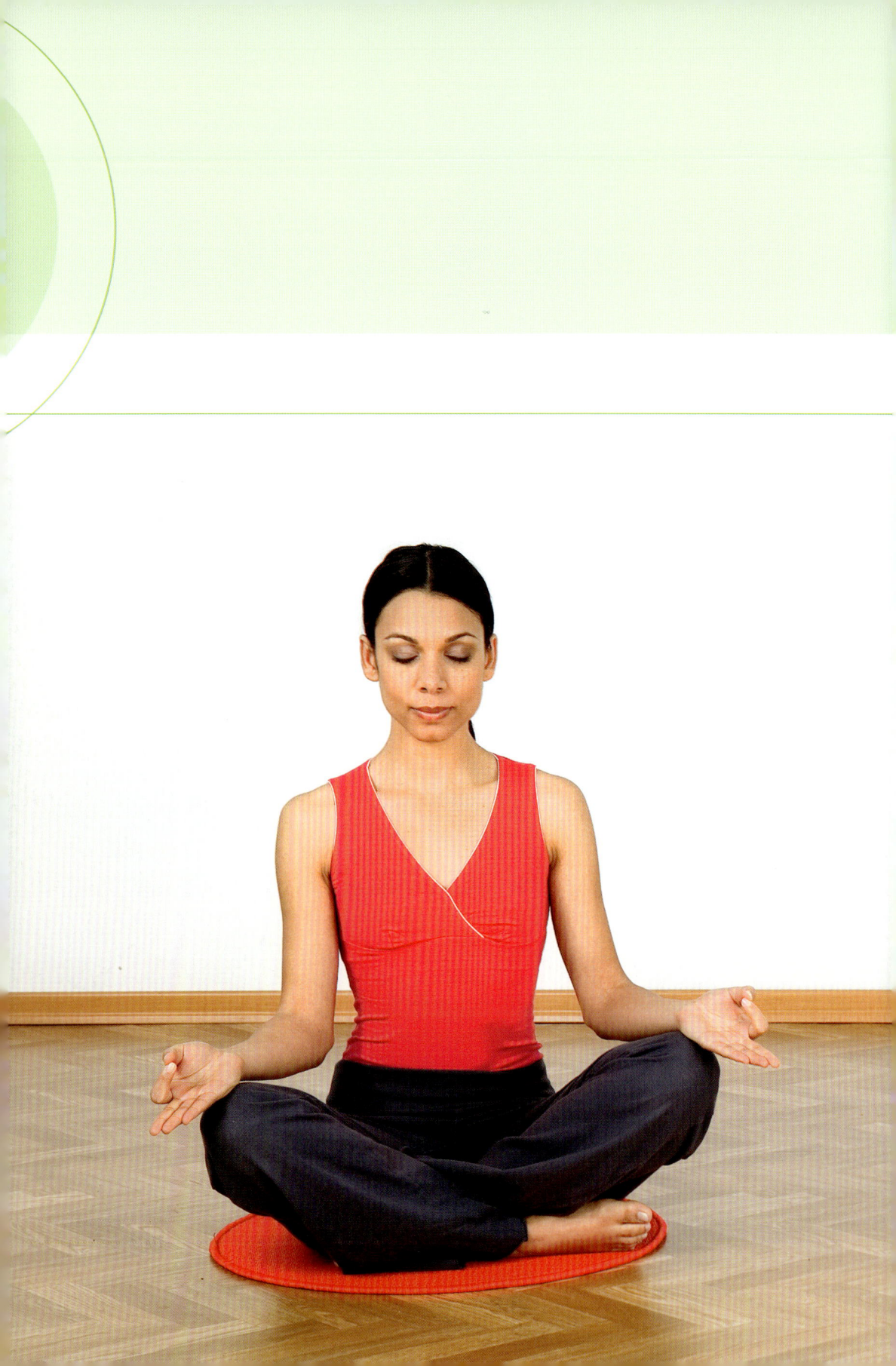

Dem Stress entfliehen ...

... und zur
Ruhe finden

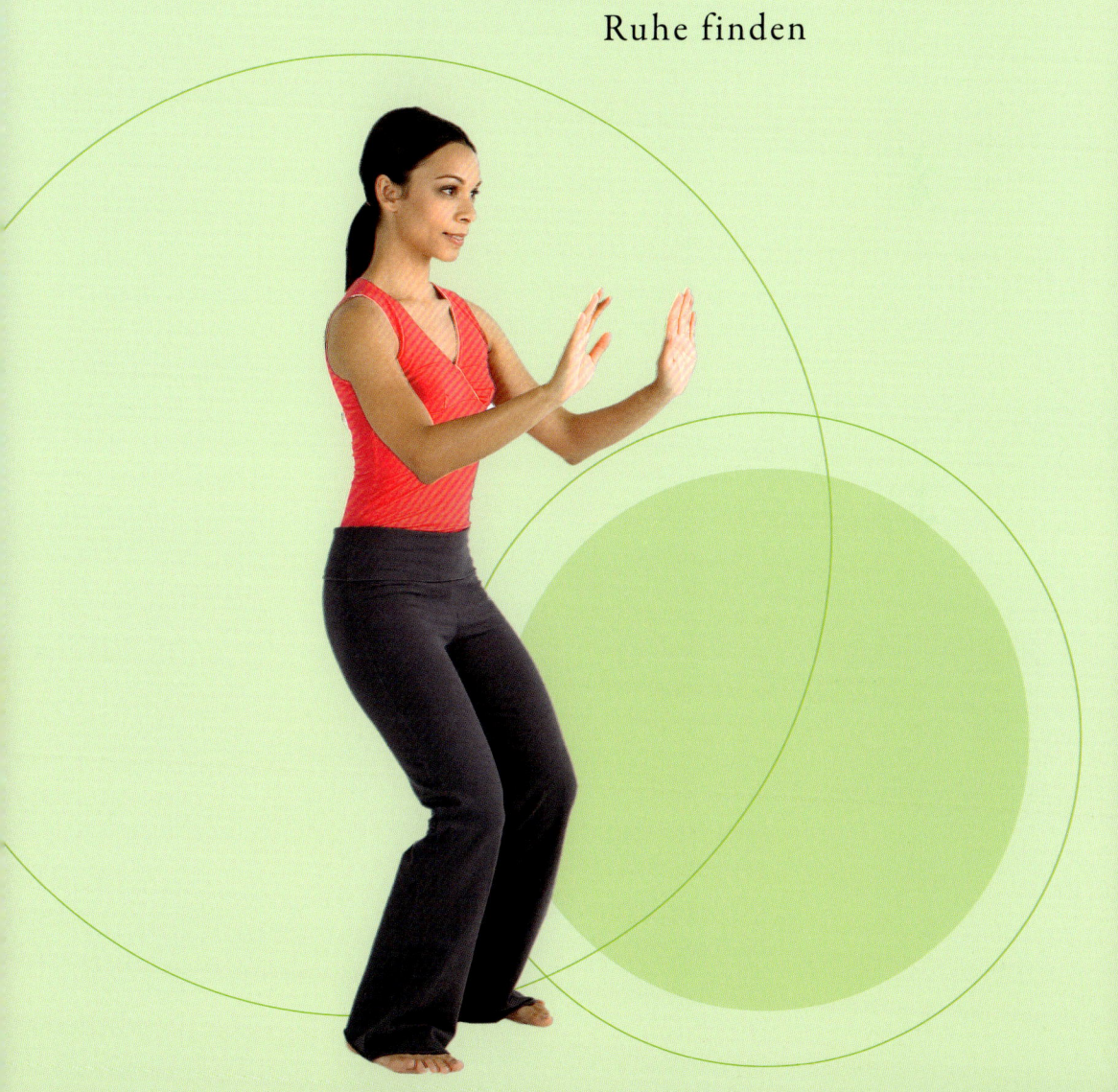

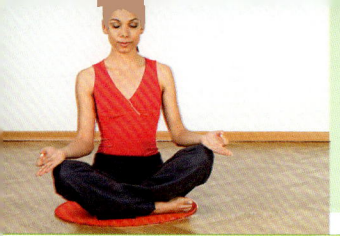

Die besten Übungen zur Entspannung

Entspannungsübungen richten Ihre Aufmerksamkeit nach innen und beruhigen Ihren Muskeltonus, Ihre Atemfrequenz und auch die Gedankenexplosionen in Ihrem Kopf. Mit regelmäßigen Ruhephasen können Sie Ihre Energiereserven optimal einteilen und einsetzen und so in Stressphasen besser reagieren. Sie werden sich innerlich ausgeglichener fühlen und das auch ausstrahlen. Je besser Sie Ihre Entspannungsmethode beherrschen, umso schneller werden Sie im Alltag von der psychischen sowie physischen Belastung auf Erholung für Körper, Geist und Seele umschalten können. Nachfolgend finden Sie Übungen aus Yoga und Qi Gong sowie aus der Methode der progressiven Muskelrelaxation nach Jacobson, die sich einfach in den Alltag integrieren lassen. Genauso können Sie aber auch mit einem kreativen Hobby, wie z. B. Malen, Basteln oder Singen, oder durch andere Tätigkeiten, die Ihnen Spaß machen, wie z. B. in der Natur spazieren oder Vögel beobachten, Ihre Gedanken und Gefühle positiv beeinflussen und Ihr Nervensystem beruhigen. Lassen Sie los und gönnen Sie sich regelmäßig einen kleinen Ausflug auf Ihre eigene »Ruhe-Insel«.

Der Löwe

Mit dieser aus dem Yoga stammenden Übung können Sie Frust und Ärger entladen und zugleich entspannen. »Der Löwe« hilft vor allem auch bei Spannungskopfschmerzen und verspannter Nackenmuskulatur, zudem verschafft er Ihnen einen frischen Teint und eine kräftige Stimme. Mit selbstbewusstem und souveränem Auftreten werden Sie in jeder Konfliktsituation Ihren Mann bzw. Ihre Frau stehen. Die Übung ist ungewohnt, aber effektiv!

So entspannen Sie

① Setzen Sie sich aufrecht auf einen Stuhl und stellen Sie die Füße hüftbreit und senkrecht unter den Kniegelenken auf. Lassen Sie beide Schulterblätter in Richtung Gesäß sinken und halten Sie das Brustbein angehoben.
* Stützen Sie beide Hände auf Ihren Oberschenkeln ab, halten Sie aber eine aufrechte Körperhaltung bei.

* Spreizen Sie nun Ihre Finger und neigen Sie Ihren Oberkörper mit geradem Rücken leicht nach vorne.

* Halten Sie die Arme lang gestreckt und ziehen Sie den Hinterkopf nach oben, weg von den Schultern.

* Strecken Sie mit dem Ausatmen Ihre Zunge so weit wie möglich heraus und reißen Sie gleichzeitig Ihre Augen weit auf. Vielleicht kommen Sie mit Ihrer Zungenspitze bis an Ihr Kinn.

* Sie können auch mit dem Herausstrecken der Zunge geräuschvoll mit einem kehligen Laut ausatmen.

* Verweilen Sie bis zu 10 Sekunden lang in dieser Position und setzen Sie sich anschließend wieder zurück und entspannen Sie Ihre Kiefermuskeln.

* Wiederholen Sie die Übung noch bis zu 2-mal. In akuten Stressphasen sollten Sie die Übung auch mehrmals täglich ausführen.

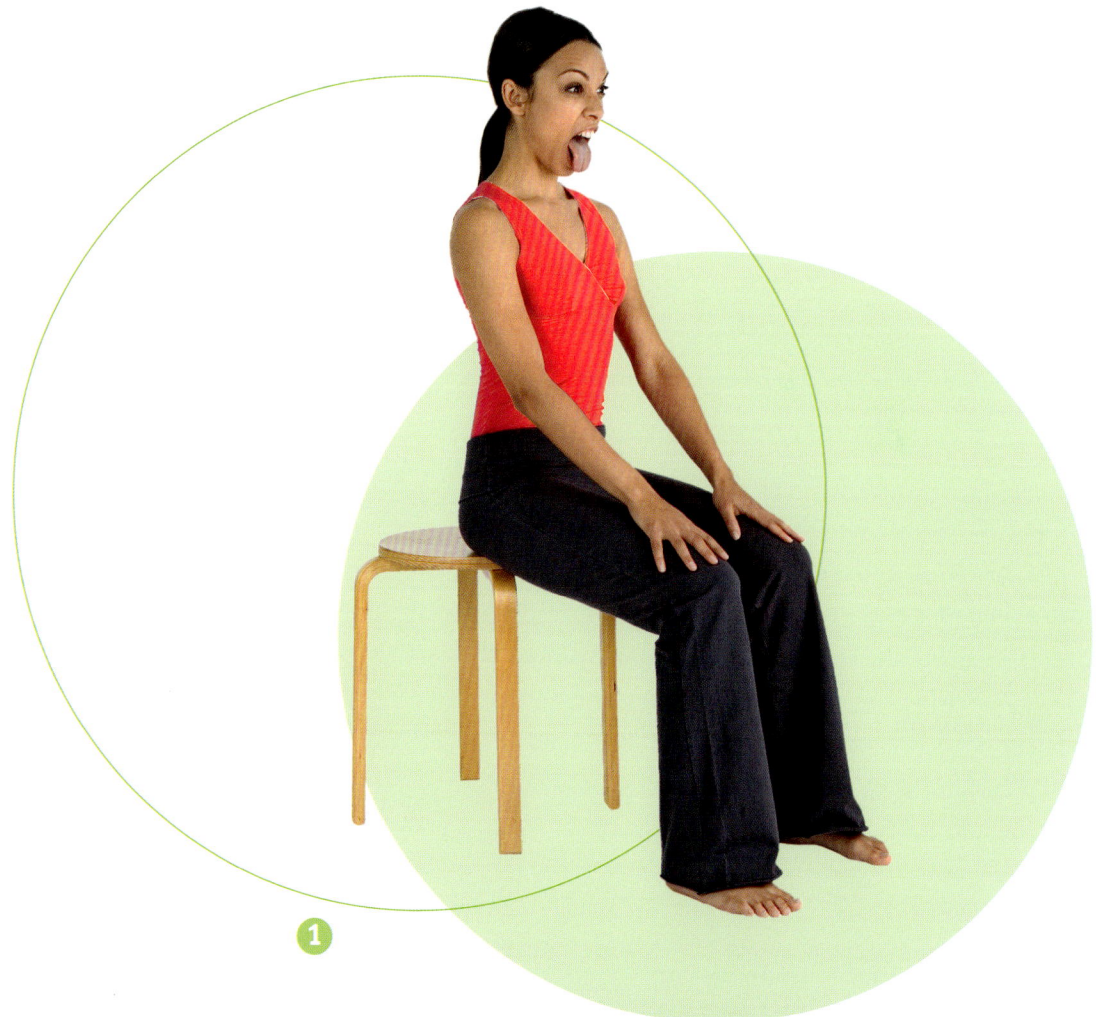

1

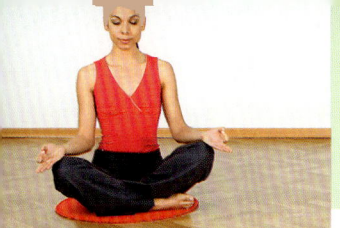

Fließen lassen

Diese Übung stammt aus dem Qi Gong, einer chinesischen Bewegungsmeditation. Führen

Gesund bleiben mit Qi Gong

In der fernöstlichen Philosophie heißt es, dass Energie frei fließen können muss, sonst werden Körper und Geist auf Dauer krank. Qi Gong ist eine etwa 3000 Jahre alte chinesische Lehre und ein Bestandteil der Traditionellen Chinesischen Medizin, wodurch Energie bzw. die Lebenskraft Qi in uns aktiviert und zum Fließen gebracht wird. Einfache, langsam geführte Atem-, Bewegungs- und Entspannungsübungen bringen uns zu einem Zustand, der am Anfang und am Ende aller unserer Bemühungen (= »Gong«) steht. Qi Gong kann unabhängig von Alter und Konstitution praktiziert werden. Durch den mit dem Üben herbeigeführten Entspannungszustand werden die Selbstheilungskräfte des Körpers aktiviert. Die Widerstandskraft gegen die durch Stress hervorgerufenen Beschwerden, wie z. B. Verspannungen, Kopfschmerzen, Konzentrationsmangel, Erschöpfung oder depressive Verstimmungen, steigt. Das gesamte Wohlbefinden wird gesteigert, die Beweglichkeit von Muskeln, Sehnen, Bändern und Gelenken wird verbessert. Darüber hinaus fördern die Übungen die Wahrnehmungs- und Konzentrationsfähigkeit.

Sie sie langsam und konzentriert aus. Dadurch erreichen Sie eine angenehme Entspannung des Geistes und mit ihm werden auch Ihr Körper und Ihre Muskulatur lockerer. Der harmonische Bewegungsablauf bringt Körper und Geist wieder ins Gleichgewicht. Spüren Sie den Fluss der Energie an Ihren Händen und verbinden Sie die Bewegung mit der Atmung.

So entspannen Sie

❶ Stellen Sie sich aufrecht und schulterbreit hin. Verteilen Sie Ihr Gewicht gleichmäßig auf beide Füße. Die Arme hängen entspannt neben dem Oberkörper herab, das Brustbein bleibt angehoben.

* Blicken Sie weit in den Raum hinein, nehmen Sie Ihre Umgebung wahr, aber lassen Sie sich davon nicht in Ihrer inneren Ruhe stören. Nehmen Sie die Geräusche um sich herum wahr, aber lassen Sie sich davon nicht aus der Ruhe bringen.

* Fühlen Sie, wie sich Ihre Füße, als würden sich Wurzeln bilden, fest mit dem Boden verbinden. Lassen Sie diese direkte Verbindung zum Boden, zur Erde mit Ihren Füßen, Beinen und Ihrem Körper entstehen.

* Heben Sie nun die Arme nach vorne oben an, die Handrücken zeigen nach oben. Beginnen Sie diese Bewegung mit den Ellenbogen, die Sie nach oben ziehen. Die Unterarme folgen der Bewegung und die Finger sind ganz entspannt.

* Atmen Sie ein.

* Stellen Sie sich vor, wie Sie dadurch positive Energie wachsen lassen und in sich aufsaugen.

2 Wenn die Ellenbogen auf Schulterhöhe angekommen sind, senken Sie sie anschließend mit dem Ausatmen wieder langsam nach unten ab.

* Auch hier führen die Ellenbogen die Bewegung an, die Unterarme folgen, die Hände klappen nach oben und die Handinnenflächen zeigen nach vorne.

* Beugen Sie gleichzeitig leicht die Knie, die Füße bleiben fest auf dem Boden stehen.

* Stellen Sie sich vor, wie Sie alle schlechte Energie von sich wegschieben und in den Boden, die Erde abgeben.

* Lassen Sie die Finger ganz entspannt, als würden Ihre Hände durch weiche Wolken hindurchgleiten.

* Beginnen Sie beim nächsten Einatmen wieder von vorne mit dem Anheben der Arme und strecken Sie gleichzeitig die Beine.

* Wiederholen Sie insgesamt 9-mal.

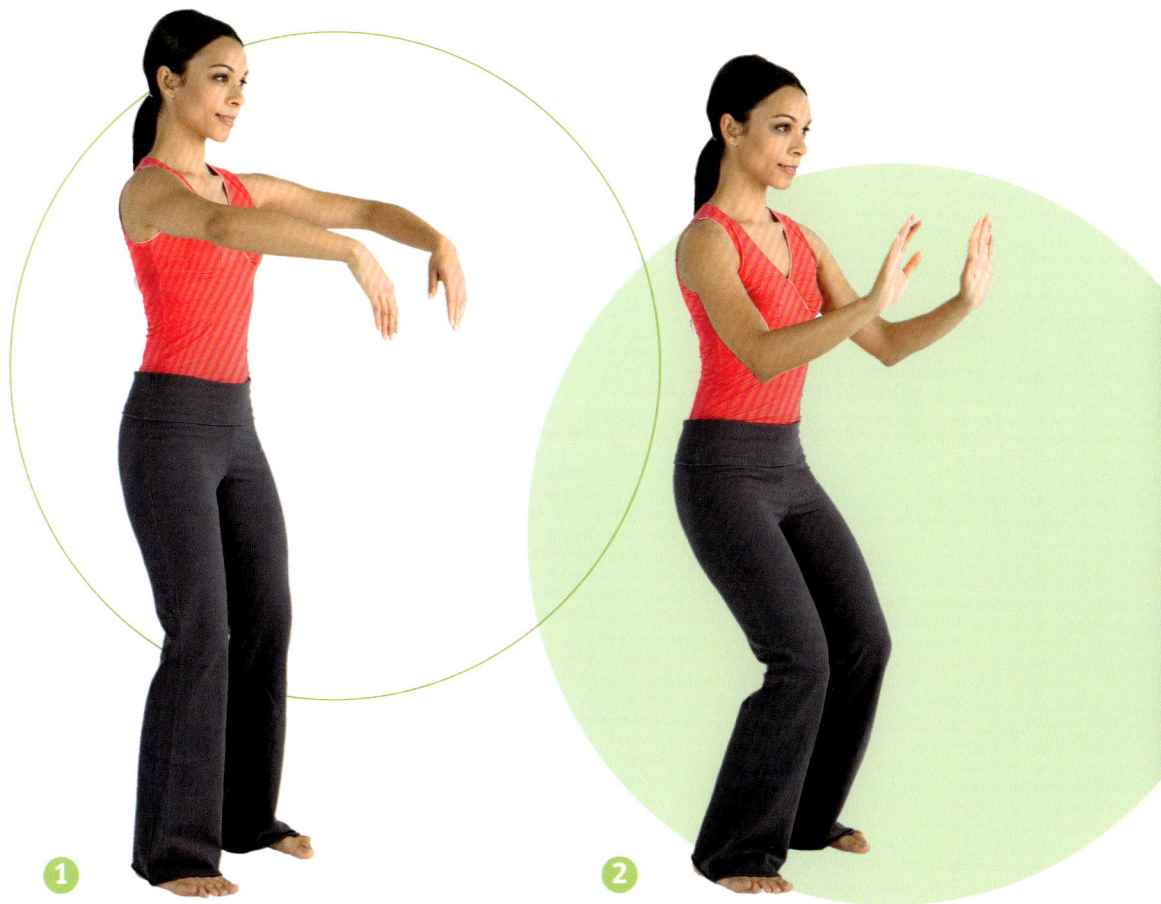

1   **2**

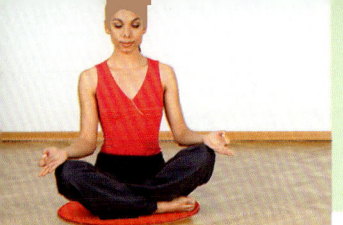

Wenn der Nacken schmerzt...

... sind die Schultern zu schwach. Viele Menschen haben Probleme, ihre Arme längere Zeit über dem Kopf zu halten. Vielleicht spüren Sie bei dieser Übung ein unangenehmes Ziehen in Ihrer Nackengegend. Dies sollte Sie motivieren, die Übung häufiger auszuführen, bis es Ihnen leichter fällt, die Arme in der »Berg«-Position zu halten. Denn wenn Sie sich an der falschen Stelle schonen, wird Ihre Nacken- und Schultermuskulatur noch weiter verkümmern. Auf Dauer verstärken sich die Verspannungen Ihrer Muskeln und in der Folge versteifen Halswirbelsäule und Schultergelenke. Daraus können wiederum Spannungskopfschmerzen entstehen. Wenn Sie jedoch mit regelmäßigem Üben Ihre Schultermuskulatur kräftigen, werden Sie den Nacken leichter entspannen können und Kopfschmerzen vermeiden. Achten Sie daher bewusst darauf, dass sich Ihre Nackenmuskulatur nicht einmischt und Ihre Schultern nach oben zu den Ohren zieht. Dies passiert vor allem in Stresssituationen automatisch. Ziehen Sie deshalb beide Schulterblätter immer bewusst nach unten in Richtung Gesäß, so können Sie sich dieses krank machende Stressventil für den Alltag schnell abgewöhnen. Sobald Ihre Schultern kräftig genug sind, wird Ihnen »Der Berg« und auch andere Tätigkeiten, die Sie mit Ihren Armen über dem Kopf verrichten, viel leichter von der Hand gehen.

Der Berg

»Der Berg« ist eine entspannende Übung aus dem Yoga, die Sie auch problemlos an Ihrem Arbeitsplatz ausführen können. Sie beruhigt das Nervensystem, baut Spannungen ab und stärkt den Rücken. Diese Übung könnte man auch als Atemübung bezeichnen, da sie eine tiefe und gleichmäßige Atmung erfordert. Ihre Aufmerksamkeit wird verstärkt auf Ihren Körper und Ihren Geist gelenkt. Dadurch werden Sie sich im Anschluss wieder konzentrierter und erholter Ihrem Alltagsgeschehen zuwenden können.

So entspannen Sie

1 Setzen Sie sich aufrecht auf einen Stuhl und stellen Sie beide Füße hüftbreit und senkrecht unter den Kniegelenken auf. Lassen Sie beide Schulterblätter in Richtung Gesäß sinken und halten Sie das Brustbein angehoben.

* Legen Sie beide Handflächen vor dem Brustbein aneinander und ziehen Sie die Schulterblätter in Richtung Gesäß. Das Brustbein bleibt angehoben.

* Drücken Sie die Handflächen fest gegeneinander und strecken Sie langsam beide Arme nach oben über den Kopf aus. Stellen Sie sich dabei vor, Sie wollten mit den Fingerspitzen den Himmel erreichen.

* Schieben Sie das Kinn zur Halswirbelsäule und den Hinterkopf nach oben, weg von den Schultern.

* Ziehen Sie gleichzeitig die Schulterblätter in Richtung Gesäß. Das ist bei angehobenen

Armen gar nicht so einfach, schult aber die richtige Ausrichtung Ihres Schultergürtels.

* Halten Sie die Position mehrere Atemzüge – bis zu 30 Sekunden lang – und atmen Sie tief in Bauch und Rücken hinein.

* Verlassen Sie die Position nicht voreilig. Versuchen Sie, diese längstmöglich zu halten.

Stellen Sie sich vor, Sie sollten so eine Stunde verharren. Automatisch werden Sie Ihre Muskulatur ökonomischer einsetzen und besser in der Haltung entspannen können.

* Gehen Sie anschließend ganz langsam wieder aus der Position heraus und spüren Sie kurz nach.

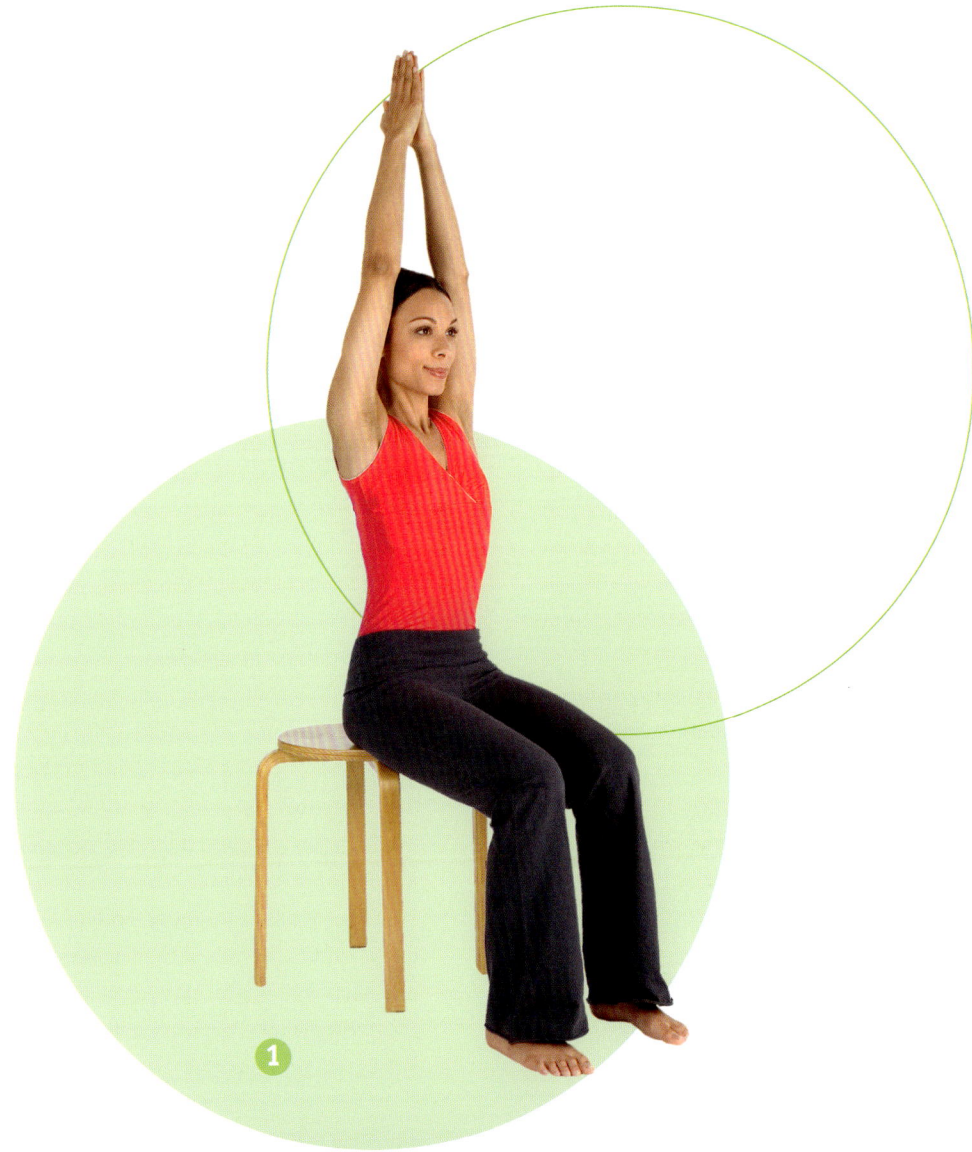

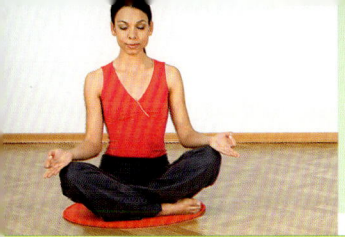

PMR – die progressive Muskelrelaxation

Die progressive Muskelrelaxation wurde um 1930 in Amerika von dem Arzt und Neurophysiologen Edmund Jacobson (1885–1976) entwickelt. Nach Deutschland gelangte diese Methode in den 50er Jahren, hat sich jedoch erst in den letzten 25 Jahren wirklich durchgesetzt. Durch das abwechselnde An- und Entspannen einzelner Muskelgruppen wird ein Entspannungszustand hervorgerufen, durch

den negative Gedanken oder Aufregung und Nervosität bekämpft werden können. Wenn Sie regelmäßig üben, wird Ihnen bald nur noch die Vorstellung der Entspannungsphase genügen, um in einer kritischen Stresssituation einer schmerzhaften Verspannung durch das Lösen und Lockern Ihrer Muskulatur entgegenzuwirken. Finden Sie sich selbst durch die vermehrte Aufmerksamkeit, die Sie auf Ihren Körper richten, um den Kopf wieder frei zu bekommen. Schalten Sie vor allem einfach mal ab! Denn ist der Geist entspannt, kann auch der Körper entspannen und umgekehrt.

So wird's optimal

- Atmen Sie während der Anspannungsphase gleichmäßig weiter und lösen Sie anschließend die Anspannung mit der Ausatmung wieder auf:
- Atmen Sie während der Entspannungsphase tief und gleichmäßig ein und aus. Nehmen Sie die Veränderung in Ihrem Körper, vor allem im Nackenbereich, wahr.
- Erweitern Sie die Übung um Ihre Gesichtsmuskeln. Legen Sie in der Anspannungsphase die Stirn in Falten, pressen Sie die Lippen fest zusammen und rümpfen Sie die Nase. Lassen Sie mit der Entspannung die Gesichtsmuskeln wieder weich auseinanderfließen. Dadurch erhalten Sie Ihre Gesichtszüge vital und lösen auch hier vielleicht unbewusst aufgebaute Verspannungen und dadurch entstehende Kopfschmerzen.

So entspannen Sie

❶ Setzen Sie sich aufrecht auf einen Stuhl. Die Füße befinden sich hüftbreit senkrecht unter den Knien. Greifen Sie mit den Händen rechts und links an die Außenkante Ihrer Sitzfläche.

❋ Ziehen Sie die Sitzfläche so kraftvoll wie möglich nach oben. Die Schultern ziehen gleichzeitig hoch zu den Ohren. Lassen Sie die Ellenbogen leicht gebeugt.

❋ Halten Sie diese Anspannungsphase 5 Sekunden lang und lösen Sie sie mit dem Ausatmen, die Schultern sinken wieder tief in Richtung Gesäß.

❋ Atmen Sie während der Anspannungsphase gleichmäßig weiter.

❋ Spüren Sie für 15 Sekunden der Entspannung nach. Fühlen Sie, wie sich Ihre Arm-, Schulter- und Nackenmuskeln entspannen und wie Ihr Oberkörper wohlig warm durchblutet wird.

❋ Wiederholen Sie dies 3- bis 5-mal.

2 Lösen Sie nun die Hände von der Sitzfläche und stellen Sie die Beine schulterbreit oder etwas weiter auf.

* Ballen Sie die Hände zu Fäusten und drücken Sie sie fest zwischen Ihren Oberschenkeln auf die Sitzfläche. Dabei schieben Sie die Schultern in Richtung Gesäß. Die Handrücken zeigen hierbei nach außen, die Ellenbogen bleiben leicht gebeugt.

* Halten Sie die Anspannungsphase 5 Sekunden lang, lösen Sie sie mit dem Ausatmen.
* Atmen Sie während der Anspannungsphase gleichmäßig weiter.
* Spüren Sie für 15 Sekunden der Entspannung nach. Fühlen Sie, wie sich Ihre Arm-, Schulter- und Nackenmuskeln entspannen und wie Ihr Oberkörper wohlig warm durchblutet wird.
* Wiederholen Sie dies 3- bis 5-mal.

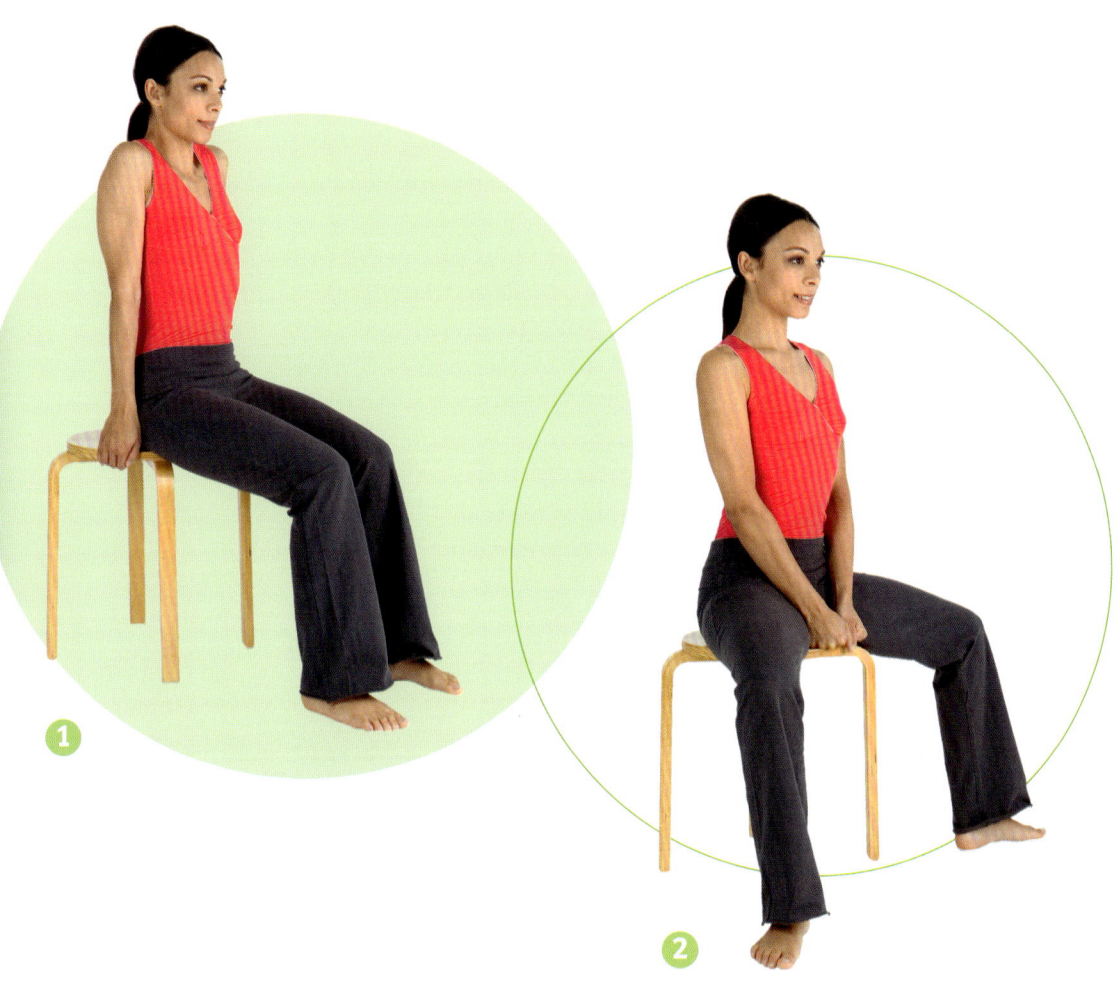

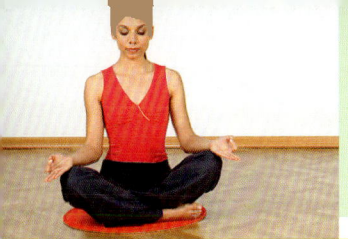

Das zusammengerollte Blatt

Wenn Ihnen alles über den Kopf wächst und Sie sich am liebsten nur noch unter Ihrer Bettdecke verkriechen möchten, dann ist diese Übung genau die richtige. Sie vermittelt ein Gefühl von Geborgenheit und hilft Ihnen, zu entspannen und zur Ruhe zu kommen. Gleichzeitig können Sie in aller Ruhe neue Energie tanken. Der Kopf wird besser durchblutet, was

Sie erfrischt und belebt. Sie werden die geistige Frische ausstrahlen und den Herausforderungen des Lebens wieder mutig und kräftig gegenüberstehen.

So entspannen Sie

❶ Knien Sie sich mit geschlossenen Beinen auf eine weiche Unterlage, z. B. eine Gymnastikmatte oder eine Decke. Setzen Sie sich mit aufrechtem Oberkörper nach hinten auf die Fersen.

* Beugen Sie sich nun langsam aus den Hüften heraus mit geradem Oberkörper nach vorne und legen Sie ihn auf den Oberschenkeln ab.
* Platzieren Sie Ihre Arme entspannt neben Ihre Beine, die Handrücken liegen auf dem Boden und die Fingerspitzen zeigen nach hinten.
* Lassen Sie Ihre Schulterblätter auseinanderfließen und die Schultern locker hängen.
* Ihr gesamtes Gewicht ruht auf den Beinen und den Fersen.
* Atmen Sie tief in Bauch und Rücken hinein. Geben Sie mit jeder Ausatmung etwas mehr Spannung und Gewicht in den Boden ab.
* Bleiben Sie so lange, wie es Ihnen angenehm ist, in dieser Position.
* Verlassen Sie die Position des »Zusammengerollten Blattes«, indem Sie die Hände vor den Knien aufsetzen und sich langsam Wirbel für Wirbel wieder in den aufrechten Kniesitz hochrollen. Halten Sie noch einen Moment inne und spüren Sie mit geschlossenen Augen dem Gefühl der erlangten Ruhe und Geborgenheit nach.

Mein Rat

Die Kraft der Gedanken

Sie können diese Übung mit Affirmationen verbinden. Affirmationen sind selbstbejahende Leitsätze, mit denen Sie Ihre Gedanken in eine positive Richtung lenken und Ihr eigenes Verhalten positiv beeinflussen können. Infolgedessen wird sich auch Ihre Emotionswelt anpassen und Sie werden gelassener und entspannter durch den Alltag gehen. Eine Affirmation, die Sie während der Übung »Das Zusammengerollte Blatt« in Gedanken sagen könnten, wäre z. B.: »Die Ruhe gibt mir Kraft.« Weitere Affirmationen könnten lauten: »Ich liebe die Herausforderung in meinem Berufsleben.« oder »Ich bin mutig und stark«. Finden Sie eine für sich passende Affirmation, um das, was Ihnen an Ihrer momentanen Situation nicht gefällt, zu ändern und Sie in Ihrem Vorhaben und Ihren Herausforderungen zu unterstützen.

Einfache Variation

Sind Sie im Rücken oder in den Knien gehandicapt? Dann müssen Sie dennoch nicht auf die positive Wirkung des »Zusammengerollten Blattes« verzichten. Führen Sie die Übung bequem an einem Tisch sitzend aus. Setzen Sie sich hierfür mit geschlossenen Beinen aufrecht auf einen Stuhl. Legen Sie ein kleines Kissen als Unterlage für Ihren Kopf vor sich auf den Tisch. Betten Sie Ihren Kopf auf das Kissen und legen Sie Ihre Arme rechts und links neben Ihren Oberschenkeln auf dem Stuhl ab. Die Handinnenflächen zeigen nach oben. Lassen Sie Ihre Schulterblätter nach außen fließen und Ihre Schultern entspannt hängen. Atmen Sie tief in Bauch und Rücken hinein.

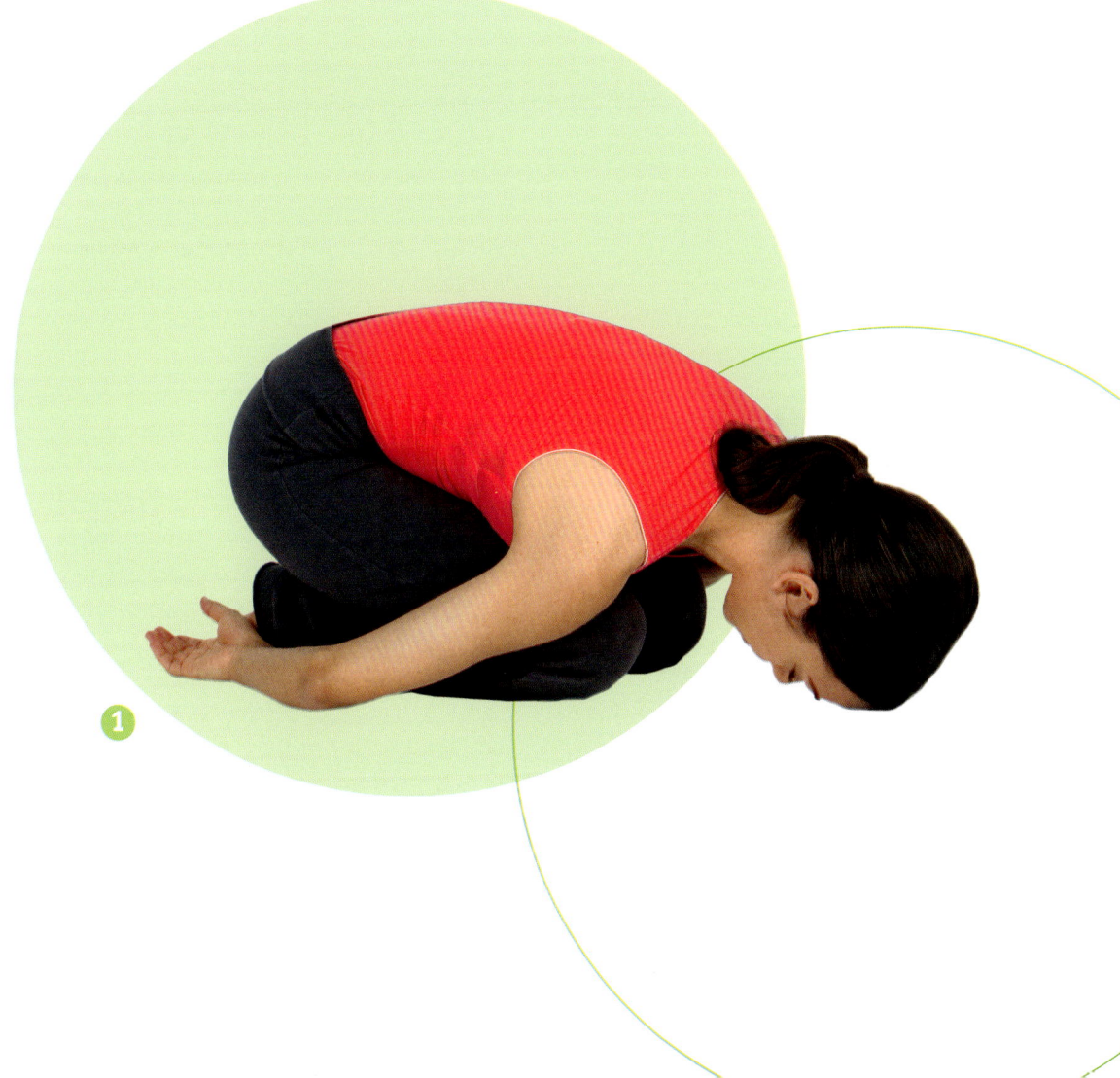

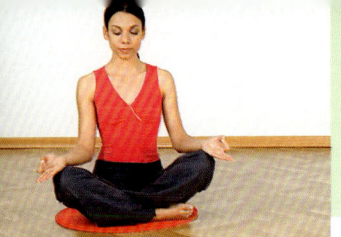

So wird's optimal

- Halten Sie den gesamten Körper während der Übung entspannt und symmetrisch ausgerichtet: Die Schultern sinken sanft in Richtung Gesäß, der Kopf bildet eine Verlängerung der Wirbelsäule.
- Im Sitzen sollten die Füße Kontakt mit dem Boden haben. Positionieren Sie die Füße hüftbreit.
- Wenn Sie die Übung im Liegen ausführen möchten, vermeiden Sie ein Überkreuzen der Beine, das würde nur den Energiefluss stören.
- Nehmen Sie sich zu Beginn ausreichend Zeit zum Üben und setzen Sie sich nicht unter Druck, falls Sie anfangs keine Wirkung wahrnehmen können. Mit weiterem Üben werden Sie bald die Entspannung spüren und somit auch im Alltag schneller von der Wirkung der Mudra profitieren.
- Versuchen Sie, die Mudra vor allem anfangs täglich und möglichst immer zur gleichen Zeit auszuführen.
- Verbinden Sie das Üben der Mudra mit positiven Gedanken: Träumen Sie sich an Ihren Lieblingsort, sehen Sie sich in Gedanken Ihren Lieblingsbeschäftigungen nachgehen, erinnern Sie sich an Ihre schönsten Erlebnisse.
- Nebenher sollte kein Fernseh- oder Radiogerät laufen. Das stört nur Ihren Geist und Sie werden sich nicht ausreichend entspannen können.

Die Entspannungsmudra

Mudras, auch »Yoga für die Hände« genannt, rufen durch bestimmte Haltungen der Finger und Hände verschiedene Bewusstseinszustände hervor, die auf den Organismus eine harmonisierende Wirkung ausüben. Mudras können überall und jederzeit ausgeführt werden, mitten im Alltag oder abends in Verbindung mit einer Meditation. Mit der »Entspannungsmudra« können Sie schnell den Alltag Alltag sein lassen und Ihren »Akku« wieder aufladen. Nehmen Sie sich anfangs etwas mehr Zeit zum Üben und geben Sie nicht vorschnell auf, wenn Sie nicht sofort etwas spüren. Ihr Durchhaltevermögen wird mit einer effektiven und im Alltag schnell umsetzbaren Entspannungsmethode belohnt werden. Entspannen kann so einfach sein!.

So entspannen Sie

1 Setzen Sie sich aufrecht im Schneider- oder Kniesitz auf den Boden auf eine weiche Unterlage, z. B. eine Gymnastikmatte oder eine Decke, oder mit hüftbreit positionierten Füßen auf einen Stuhl oder einen Sessel.
* Heben Sie die Hände vor Ihre Brust und bilden Sie jeweils mit Daumen und Zeigefinger Ihrer Hände einen Kreis und führen Sie die Kreise an den Berührungspunkten von Daumen und Zeigefinger aneinander. Die Form der beiden Kreise sieht wie eine Brille aus.
* Nun legen Sie die übrigen Fingerspitzen jeweils aneinander, die Finger sind leicht gebeugt.

* Schließen Sie die Augen und stellen Sie sich vor, wie Sie zu Ihrem »Dritten Auge«, also zur Nasenwurzel, blicken. Das unterstützt Ihre geistige Entspannung.

* Atmen Sie tief und gleichmäßig und halten Sie Ihre Finger für 15 bis 45 Minuten in dieser Position.

* Lassen Sie Ihre Gedanken ruhig unkontrolliert kommen und gehen. Versuchen Sie aber, sie in eine positive Richtung zu lenken.

* Bleiben Sie mit dem restlichen Körper entspannt und auch in Händen und Handgelenken ganz locker.

* Wenn Sie dennoch in dieser Haltung verkrampfen und sich unwohl fühlen, dann legen Sie die Unterarme entspannt auf den Oberschenkeln ab. Halten Sie jedoch die Fingerpositionen bei.

* Legen Sie im Anschluss Arme und Hände entspannt in den Schoß und spüren Sie nach.

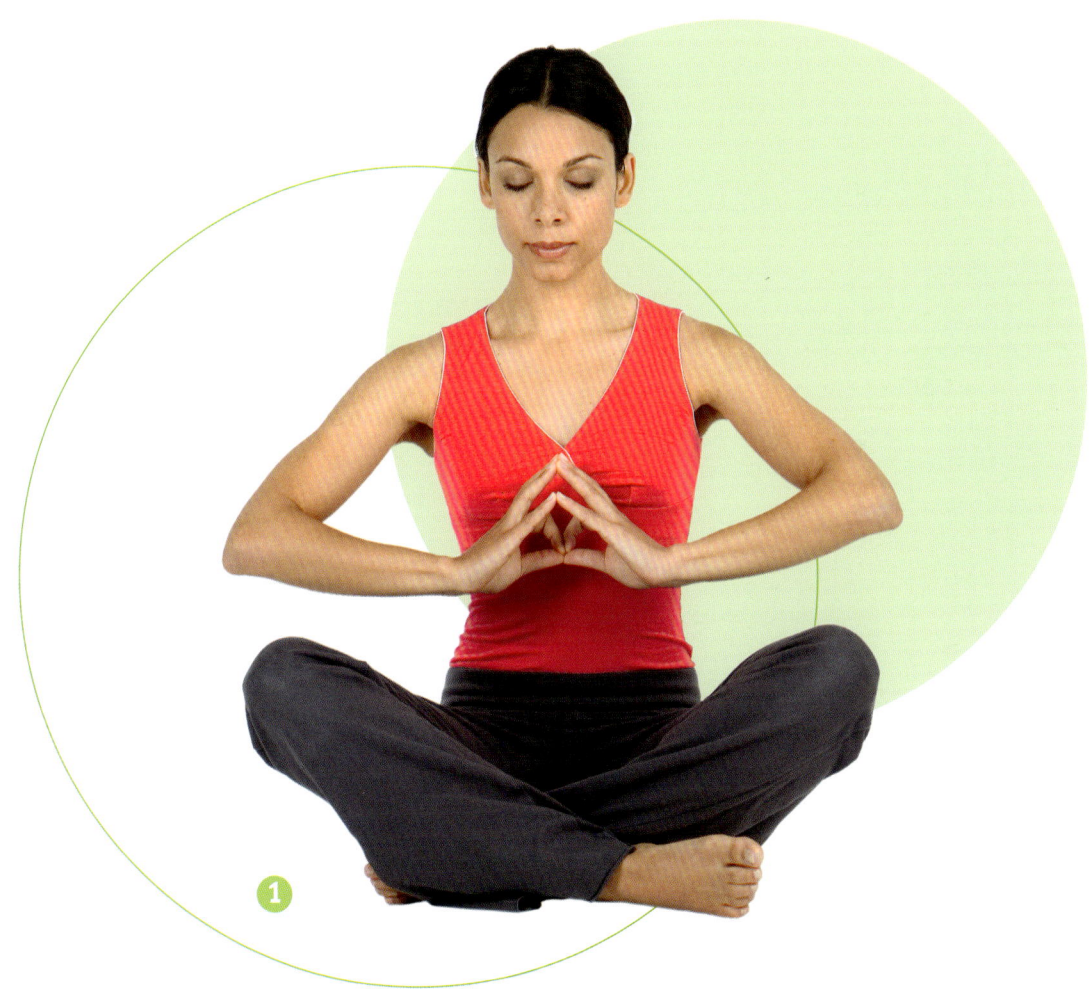

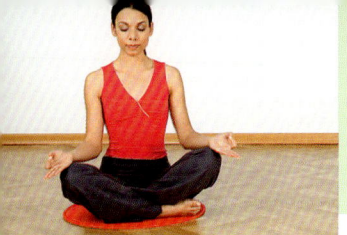

Das Sonnengeflecht

Unser »zweites Gehirn«, der Bauch, wird leider gerne übergangen. Dabei sind gerade die Entscheidungen aus dem Bauch heraus meist die besten. Wenn Ihnen etwas Bauchschmerzen bereitet, will Sie Ihr Bauch vor etwas warnen. Ein positiveres Gefühl sind die bekannten »Schmetterlinge im Bauch«. Der gesamte Körper wird von Nerven gesteuert. Bei dem Wort »Nerven« denken wir in erster Linie an den Kopf, an das Gehirn. In der fernöstlichen Philosophie, dem Taoismus, wird das Nervensystem mit dem Sonnengeflecht im Bauch in Verbindung gebracht. Da das Sonnengeflecht den Organen näher ist

als das Gehirn, gehen die Taoisten davon aus, dass das »Gehirn« im Bauch für die einwandfreie Funktion der inneren Organe zuständig ist. Wenn das Sonnengeflecht gesund ist, können die Organe sich von Stress und Anspannung schnell wieder erholen. Sind die inneren Organe gesund, ist auch unsere Gefühlswelt ausgeglichen. Ist dies nicht der Fall, kann es zu hohem Blutdruck, chronischer Bronchitis, Schlafproblemen, Verdauungsstörungen oder auch Impotenz kommen. Mit der Übung »Das Sonnengeflecht« kräftigen Sie Ihr Nervenzentrum im Bauch, was Ihnen hilft, emotionalem Druck standzuhalten und eine harmonische Funktion Ihrer Organe zu sichern. Gleichzeitig lösen Sie Verspannungen in Schulter und Nacken.

Die Organe fühlen mit

Die Taoisten wissen um die Wirkungen der verschiedenen Gefühlsregungen auf unsere inneren Organe:
- Starke Erregung schädigt den Dünndarm, die Geschlechtsorgane, das Herz und die Blutgefäße.
- Extremer Ärger schadet dem Nervensystem, der Leber und der Gallenblase.
- Schwere Sorgen und Grübeleien wirken negativ auf den Muskeltonus, den Magen und die Milz.
- Traurigkeit wie auch tiefe Trauer haben einen schädlichen Einfluss auf Lunge, Dickdarm, Haut und Haare.
- Starke Furcht beeinträchtigt Knochen, Nieren und Harnblase.

So entspannen Sie

❶ Setzen Sie sich aufrecht mit hüftbreit positionierten Füßen auf einen Stuhl oder einen Sessel. Die Fersen stehen unmittelbar senkrecht unter oder etwas vor Ihren Knien.
* Legen Sie beide Handflächen über Ihre Magengegend. Atmen Sie tief ein und spüren Sie, wie sich Ihr Magen durch die Atemluft ausdehnt.

❷ Atmen Sie aus und drücken Sie mit beiden Händen den Magen sanft nach innen und oben. Drehen Sie gleichzeitig den Oberkörper zur rechten Seite und blicken Sie über Ihre rechte Schulter weit nach hinten.
* Das Becken dreht gleichzeitig entgegengesetzt zur linken Seite. So bleiben Sie stabil sitzen.

* Drehen Sie mit der nächsten Einatmung langsam wieder zurück in die Ausgangsposition und lösen Sie den Druck Ihrer Hände auf den Magen.
* Führen Sie nun die Übung wie beschrieben auch zur linken Seite aus.
* Konzentrieren Sie sich während der Übungsausführung auf Ihr Sonnengeflecht, Ihr Nervenzentrum im Bauch.

* Wiederholen Sie die gesamte Übung 4- bis 36-mal.
* Falls Sie im Nacken- und Schulterbereich sehr verkrampft sind, sollten Sie eher weniger Wiederholungen ausführen, bis sich die Verspannung nach und nach löst.
* Achten Sie vor allem darauf, dass Sie während der Übung die Schultern nach unten sinken lassen.

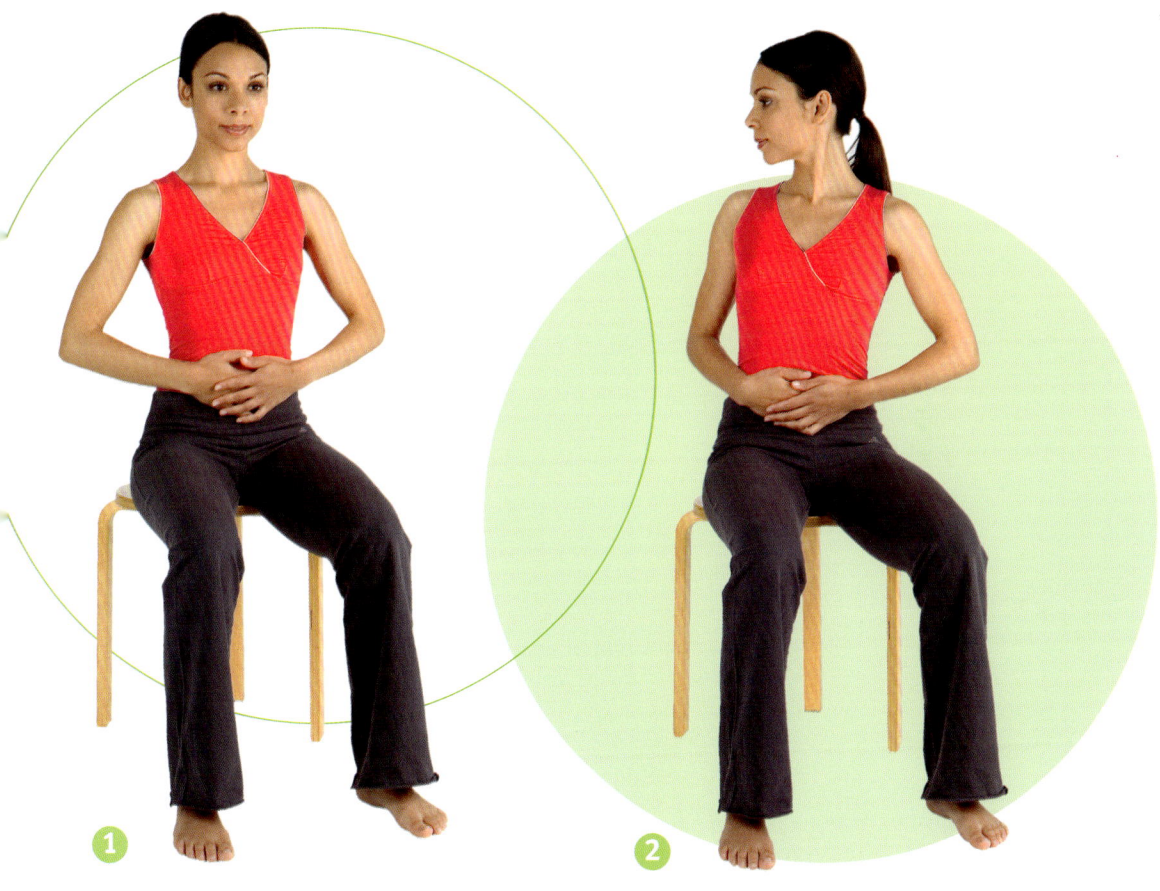

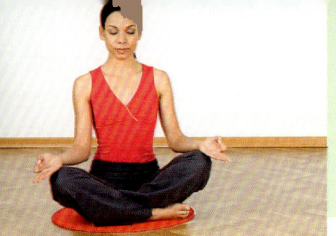

So wird's optimal

- Atmen Sie gleichmäßig und ruhig, ohne Zwang und Leistungsdruck. Wenn Sie anfangs das Gefühl haben, nicht ausreichend Luft zu bekommen, halten Sie die Luft kürzer an und atmen Sie in Ihrem eigenen Atemrhythmus jeweils ein und aus.
- Falls Ihnen während der Übung schwindelig wird, brechen Sie ab. Üben Sie dennoch in regelmäßigen Abständen weiter. Das Schwindelgefühl wird dann bald nicht mehr aufkommen.
- Schließen Sie die Augen, um die Atmung besser wahrzunehmen. Blicken Sie mit geschlossenen Augen zu Ihrem »Dritten Auge« zwischen den Augenbrauen.
- Erzwingen Sie keine Entspannung, lassen Sie Ihre Gedanken einfach kommen und gehen. Je mehr Sie loslassen, umso schneller werden Sie Ihre Konzentration allein auf die Atmung lenken und alles um sich herum ausblenden können.
- Versuchen Sie, mit regelmäßigem Üben die Einatmungsphase und mit weiterem Üben auch das Luftanhalten auf 8 Sekunden zu erhöhen.
- Führen Sie diese Übung immer und überall durch, wenn Sie etwas aufregt oder beunruhigt.
- Wenn Sie nachts nur schwer ein- oder kaum noch durchschlafen können, nutzen Sie »Die wechselseitige Nasenatmung« als Einschlafhilfe.

Die wechselseitige Nasenatmung

In Laboruntersuchungen wurde nachgewiesen, dass wir nicht gleichmäßig durch beide Nasenlöcher atmen. Alle zwei bis drei Stunden findet ein Wechsel statt, bei dem ein Nasenloch offener ist als das andere. Das Atmen durch das linke Nasenloch beeinflusst die linke Gehirnhälfte, also das logische und analytische Denken. Das Atmen durch das rechte Nasenloch beeinflusst die rechte Gehirnhälfte, also das schöpferische, gefühlsbetonte Denken. Harmonisieren Sie Ihre Nasenatmung mit dieser aus dem Yoga stammenden Atemübung und beruhigen Sie dadurch Ihr Nervensystem und die körperlichen Funktionen. Ihre Konzentrationsfähigkeit verbessert sich und die Entgiftung wird angeregt. Wenden Sie diese Übung auch bei akuten Symptomen wie Kopfschmerzen, Schlaflosigkeit und Verdauungsproblemen an, statt zu Medikamenten zu greifen.

So entspannen Sie

❶ Setzen Sie sich aufrecht im Schneider- oder Kniesitz auf den Boden auf eine weichen Unterlage, z. B. eine Gymnastikmatte oder eine Decke, oder mit hüftbreit positionierten Füßen auf einen Stuhl oder einen Sessel. Die Fersen stehen bei letztgenannter Alternative senkrecht unter oder etwas vor Ihren Knien.
* Verschließen Sie mit dem Ringfinger Ihrer rechten Hand Ihr linkes Nasenloch.
* Atmen Sie 4 Sekunden lang durch das rechte Nasenloch ein.

* Verschließen Sie dann mit dem Daumen zusätzlich das rechte Nasenloch und halten Sie bis zu 4 Sekunden lang die Luft an.

2 Öffnen Sie anschließend das linke Nasenloch und atmen Sie bis zu 8 Sekunden lang durch das linke Nasenloch aus, bis Sie das Gefühl haben, dass sich keine Luft mehr in Ihrer Lunge befindet.
* Atmen Sie nun durch das linke Nasenloch 4 Sekunden lang wieder ein und verschließen Sie dieses erneut mit dem Ringfinger.

* Halten Sie die Luft wieder bis zu 4 Sekunden lang an.
* Öffnen Sie anschließend das rechte Nasenloch und atmen Sie aus.
* Wiederholen Sie diesen Wechsel mindestens 5-mal, insgesamt bis zu 5 Minuten.
* Genießen Sie im Anschluss noch etwas die Wirkung der Übung und nehmen Sie die Atmung durch beide Nasenlöcher wieder wahr.
* Die Übung wird Ihnen anfangs etwas mehr Aufmerksamkeit und Konzentration abverlangen. Mit weiterem Üben wird sich das bald legen.

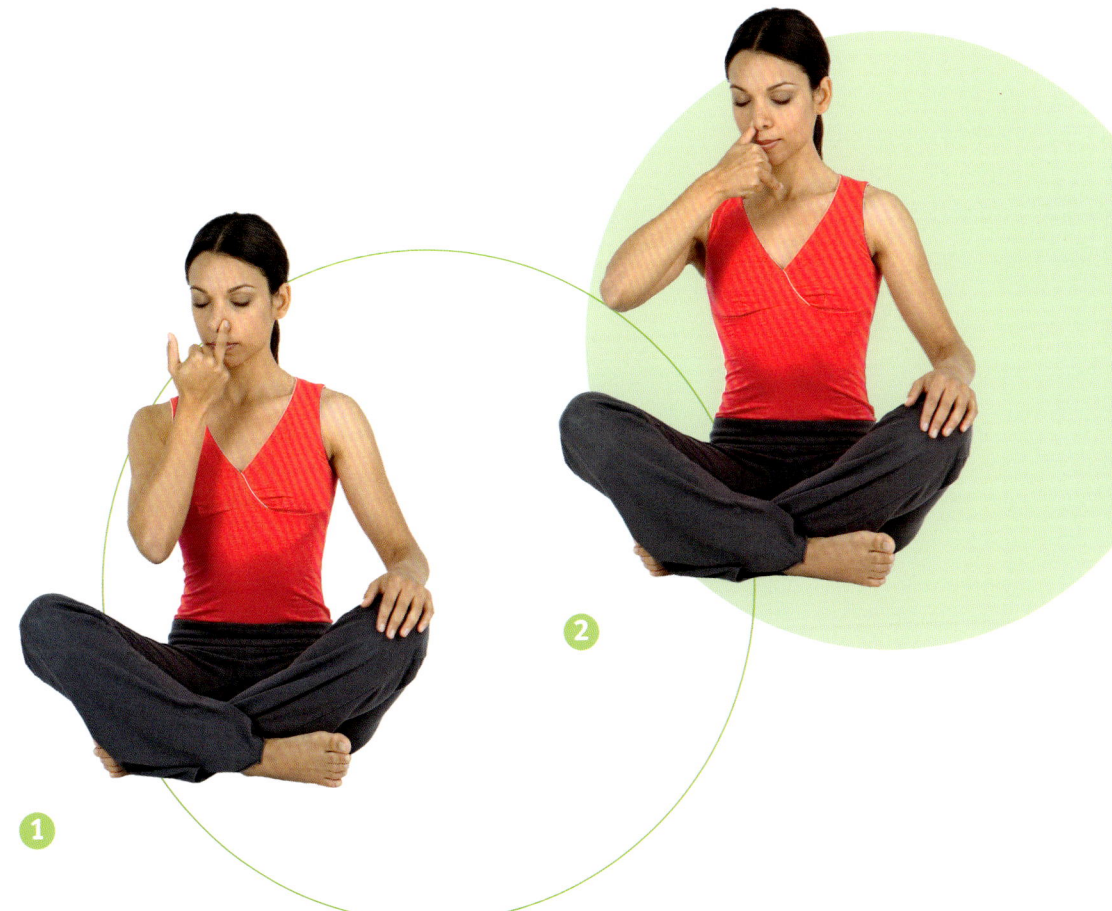

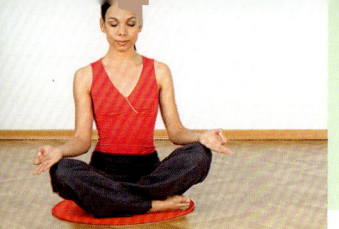

Die Schulterkreise

Diese Bewegungsübung kommt aus der Traditionellen Chinesischen Medizin und löst Verspannungen in Schulter und Nacken, verschafft Ihnen Ruhe und Ausgeglichenheit und fördert Ihre Konzentration. Es handelt sich hierbei nicht um ein einfaches Schulterkreisen, sondern um einen ungewohnten Bewegungsablauf, der Ihre Aufmerksamkeit erfordert und Sie dadurch mental vom Alltag abschalten lässt. Sie können die Übung jederzeit und überall, sitzend oder stehend ausführen. Verzagen Sie nicht, wenn die Übung nicht auf Anhieb gelingen will. Üben Sie gemeinsam mit Kollegen. Das bringt gute Laune in den Berufsalltag und verschafft Ihrem Arbeitsklima eine entspannte und gelockerte Atmosphäre – denn diese »Schulterkreise« haben es in sich.

Mein Rat

Tipp für den Beruf

Diese Übung können Sie auch sitzend ausführen. Achten Sie hierbei lediglich auf eine aufrechte Sitzhaltung. Dadurch lassen sich »Die Schulterkreise« problemlos in den Alltag integrieren. Führen Sie die Übung immer einmal zwischendurch am Arbeitsplatz aus, z. B. in Form einer kleinen aktiven Pause oder während Sie etwas an Ihrem Bildschirm lesen. Genauso können Sie im Auto die unerfreulichen roten Ampelphasen sinnvoll nutzen.

So entspannen Sie

❶ Stellen Sie sich aufrecht und hüftbreit hin. Verlagern Sie Ihr Gewicht gleichmäßig auf beide Fußsohlen. Die Knie zeigen wie die Füße jeweils nach vorne. Beugen Sie beide Knie ganz leicht.

* Ziehen Sie beide Schulterblätter sanft in Richtung Gesäß und den Hinterkopf hoch zur Decke. Lassen Sie beide Arme locker und entspannt neben dem Oberkörper hängen. Das Brustbein bleibt angehoben.

* Kreisen Sie Ihre rechte Schulter 3-mal nach hinten.

* Kreisen Sie dann Ihre linke Schulter 3-mal nach vorne.

* Kreisen Sie nun Ihre rechte Schulter 1-mal nach hinten und anschließend Ihre linke Schulter 1-mal nach vorne.

* Wiederholen Sie diesen Wechsel 3-mal.

* Verbinden Sie nun beide Bewegungen und führen Sie das Kreisen der rechten Schulter nach hinten und das der linken Schulter nach vorne gleichzeitig aus. Es entsteht eine Rotation im Schultergürtel.

* Atmen Sie währenddessen gleichmäßig weiter und bleiben Sie im Oberkörper ganz entspannt, der Kopf schwebt auf Ihrer Halswirbelsäule.

* Wiederholen Sie dies insgesamt 9-mal.

* Lassen Sie im Anschluss wieder beide Schulterblätter sanft in Richtung Gesäß sinken und spüren Sie kurz nach.

* Beginnen Sie die Übung nun mit der linken Schulter, indem Sie diese 3-mal nach hinten kreisen und im Anschluss die rechte 3-mal nach vorne.

* Kreisen Sie dann die linke Schulter 1-mal nach hinten und die rechte 1-mal nach vorne.
* Verbinden Sie nun beide Bewegungen und führen Sie das Kreisen der linken Schulter nach hinten und das der rechten Schulter nach vorne gleichzeitig aus.
* Wiederholen Sie dies ebenfalls insgesamt 9-mal.

* Lassen Sie im Anschluss wieder beide Schulterblätter sanft in Richtung Gesäß sinken und spüren Sie kurz nach.
* Beobachten Sie während der Übungsausführung Ihre »Stressreaktion« auf diese koordinative Herausforderung: Atmen Sie gleichmäßig und ruhig? Sind Ihre Gesichtsmuskeln entspannt und ist der Nacken locker?

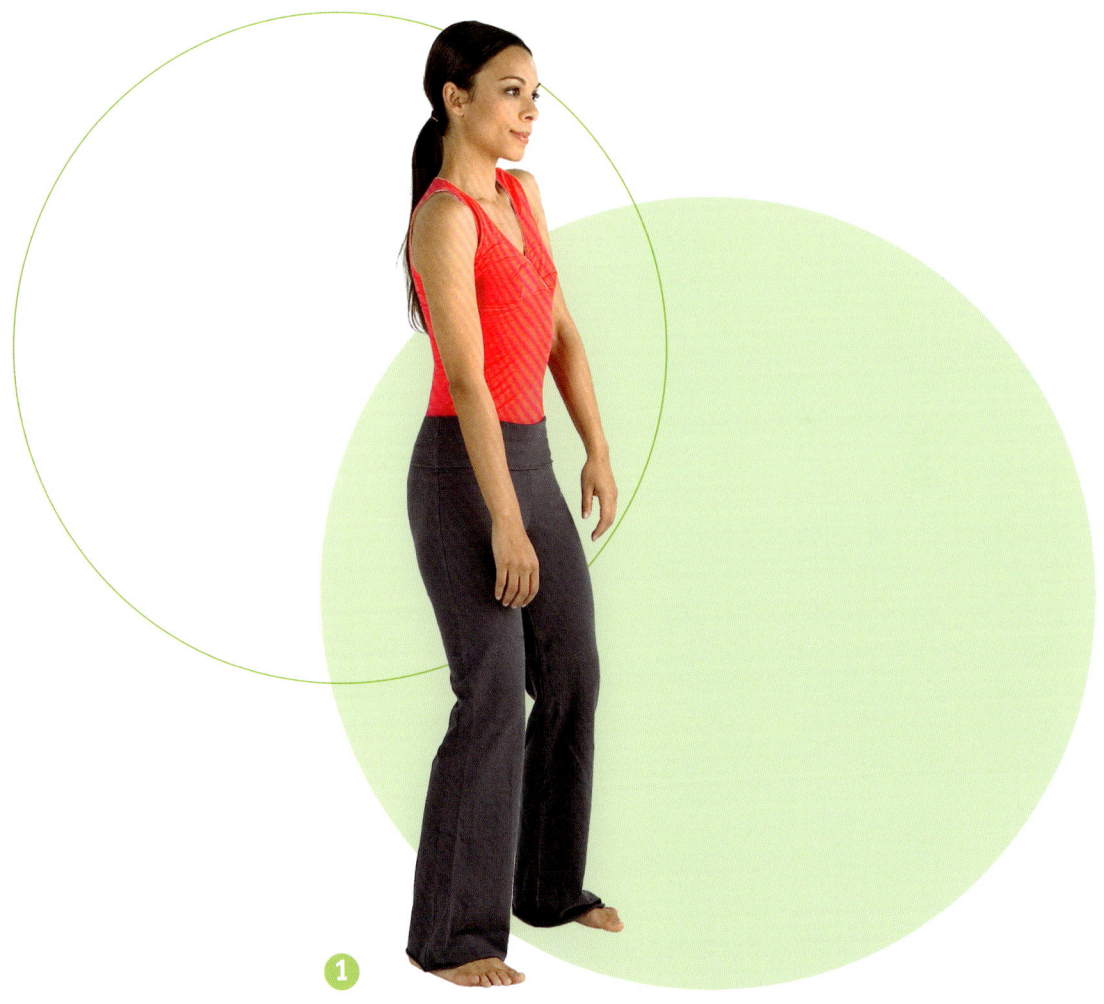

1

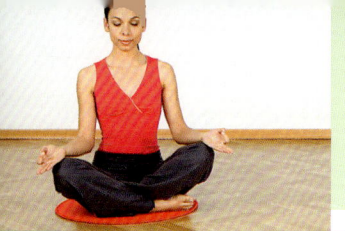

Die ultimativen Übungsprogramme

Die nachfolgenden Programme unterstützen Sie in Ihrem Stressbewältigungskampf. Wählen Sie das passende Programm aus und starten Sie sogleich, damit die negativen Auswirkungen des Stresses auf Ihren Körper und Ihren Geist keine Chance haben.

Sie wissen nicht mehr, wo oben und unten ist? Sie fühlen sich Ihrer unangenehmen Situation hilflos ausgeliefert? Sie fühlen sich erschöpft oder überreizt und haben das Gefühl, handeln zu müssen, wissen aber nicht, wie Sie am effektivsten zum Ziel kommen? Dann hilft Ihnen das **SOS-Stress-lass-nach-Programm für den akuten Stressfall** weiter. Die sechs ausgewählten Übungen vereinen aktives Muskel- und Konditionstraining für den Körper mit schnell umsetzbaren Kräftigungs- und Entspannungsübungen für Körper, Geist und Seele. Mit wenig Zeitaufwand bringen Sie sich wieder ins Gleichgewicht und werden mit einem entspannteren Blickwinkel Ihrer Stresssituation gestärkt gegenübertreten und so keine Angriffspunkte für die Stressoren bieten. Führen Sie die Übungen an Ihre Situation angepasst aus. Wenn Sie die Übungen tagsüber nicht umsetzen können, nehmen Sie sich auf jeden Fall abends dafür Zeit, um das hochgefahrene Kampf-oder-Flucht-Programm wieder zu deaktivieren. Führen Sie die Übungen auf jeden Fall noch am selben Tag aus.

Wenn Sie sich gehetzt und abgespannt fühlen, eine Auszeit brauchen oder einen Kurzurlaub gleichzeitig sinnvoll als kleine Beruhigungskur für die Nerven nutzen wollen, wird Ihnen das

Ich-bin-ganz-ruhig-Programm für 7 Tage eine hilfreiche Unterstützung sein. Führen Sie, wenn Sie beruflich eingespannt sind, jeden Tag mindestens drei der vorgestellten Übungen aus. Wenn Sie Urlaub oder frei haben, sollten Sie täglich mindestens fünf Übungen auswählen, davon eine aus dem Kapitel »Den Stress wegpowern« (ab Seite 14) sowie jeweils zwei Übungen aus den Kapiteln »Dem Stress entgegentreten« (ab Seite 34) und »Dem Stress entfliehen« (ab Seite 52).

Mit dem **Der-Stress-kann-mir-nichts-anhaben-Programm für 14 Tage** sind Sie für vorübergehend anhaltende Stressphasen gewappnet. Die 16 vorgestellten Übungen können Sie je nach Tagesverfassung frei kombinieren. Beginnen Sie den Tag mit einer Übung aus dem Kapitel »Dem Stress entgegentreten« (ab Seite 34) und führen Sie zwischendurch Übungen aus der ruhigeren bzw. konzentrierteren Ecke (ab Seite 52) durch. Ein optimales Ergebnis erzielen Sie, wenn Sie täglich mindestens 30 Minuten lang drei verschiedene Übungen aus »Den Stress wegpowern« (ab Seite 14) trainieren und zum Abschluss eine Übung aus »Dem Stress entfliehen« (ab Seite 52) zur Entspannung auswählen.

Kleine Helfer mit großer Wirkung

Verwenden Sie für Ihr Muskel- und Konditionstraining Ihre Lieblingsmusik. Die ruhigeren

Übungen können Sie mit spezieller Entspannungsmusik untermalen. Hiervon bietet der Handel inzwischen viele unterschiedliche Stilrichtungen an, von rein instrumentalen Titeln bis hin zu Tier- oder Naturgeräuschen. Achten Sie außerdem auf eine vitamin- und mineralstoffreiche Ernährung. Die besten Tipps hierzu finden Sie auf den Seiten 11 bis 13.

Das SOS-Stress-lass-nach-Programm für den akuten Stressfall

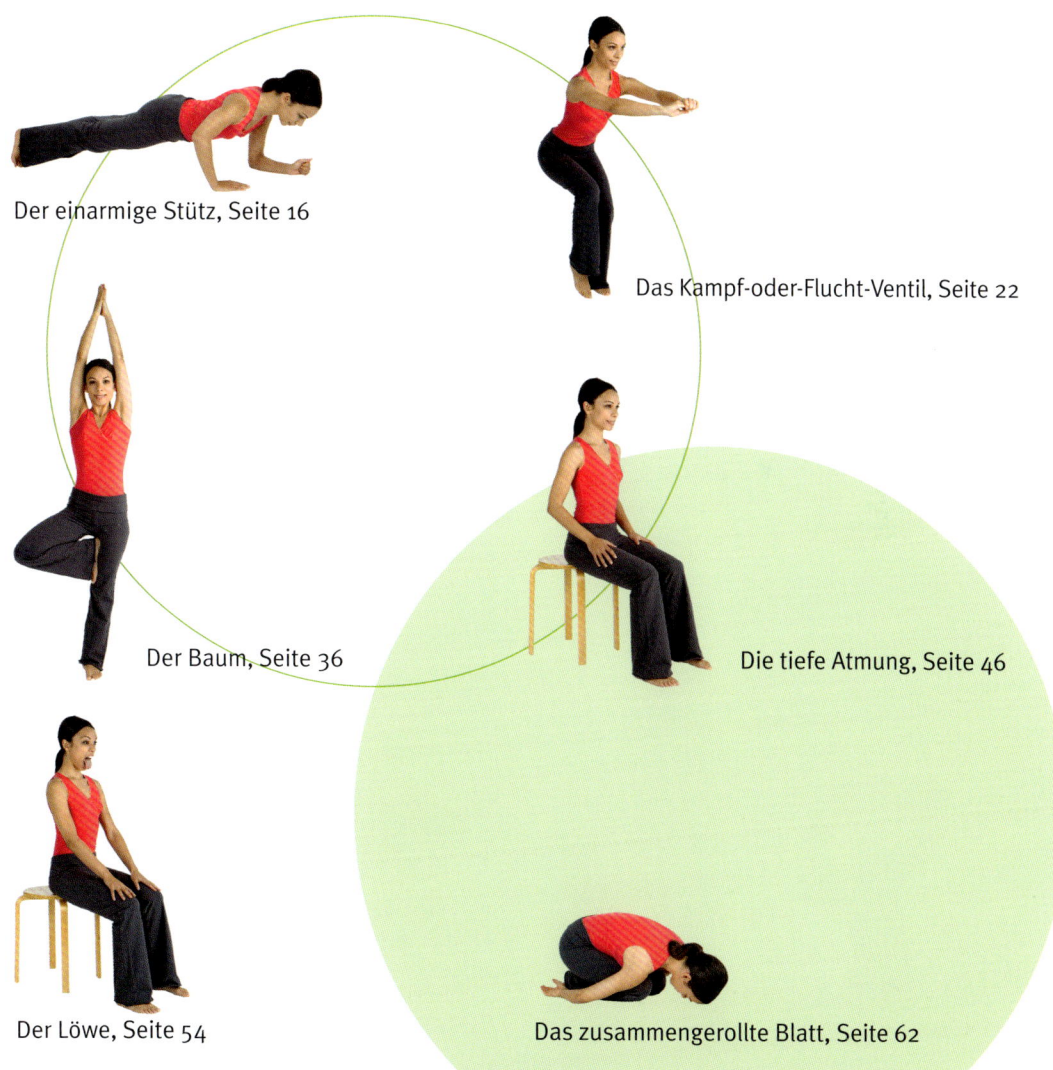

Der einarmige Stütz, Seite 16

Das Kampf-oder-Flucht-Ventil, Seite 22

Der Baum, Seite 36

Die tiefe Atmung, Seite 46

Der Löwe, Seite 54

Das zusammengerollte Blatt, Seite 62

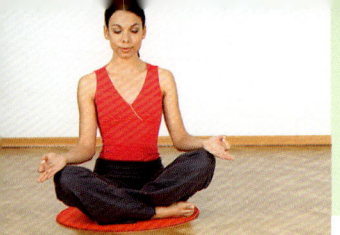

Das Ich-bin-ganz-ruhig-Programm für 7 Tage

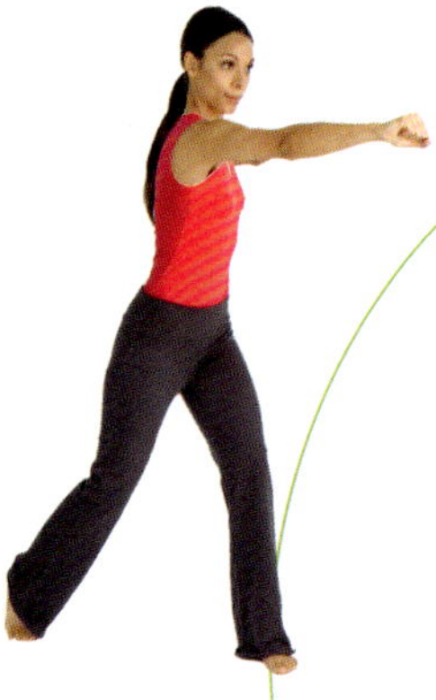

Boxen, Seite 24

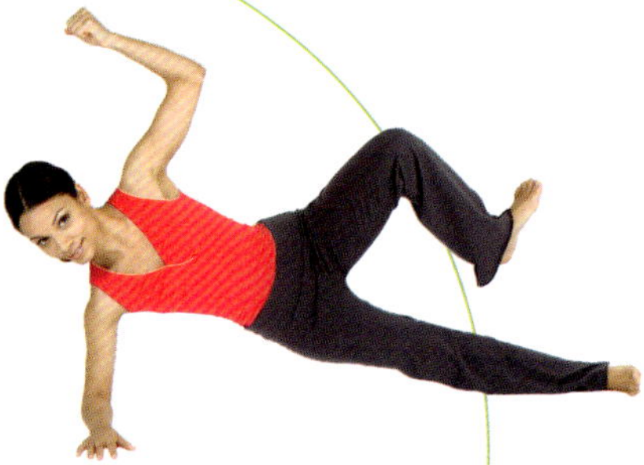

Der seitliche Stütz, Seite 28

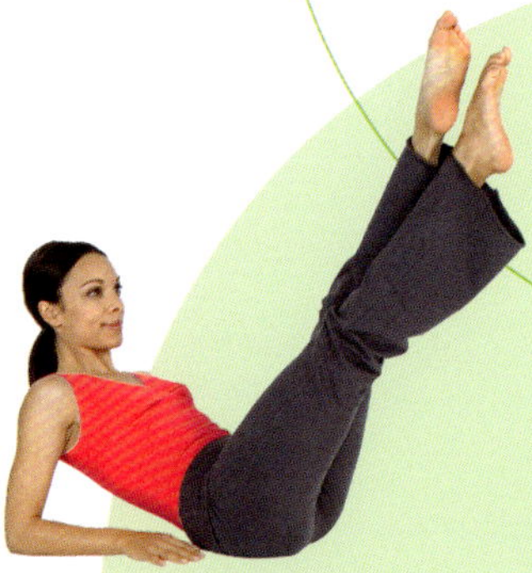

Die Scherenkraft, Seite 30

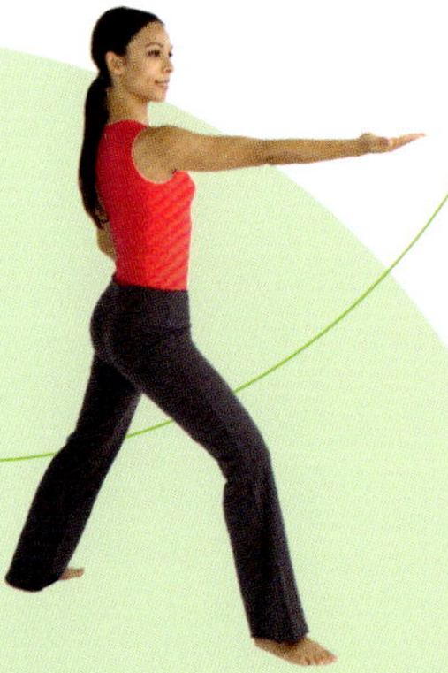

Die vier Himmelsrichtungen, Seite 38

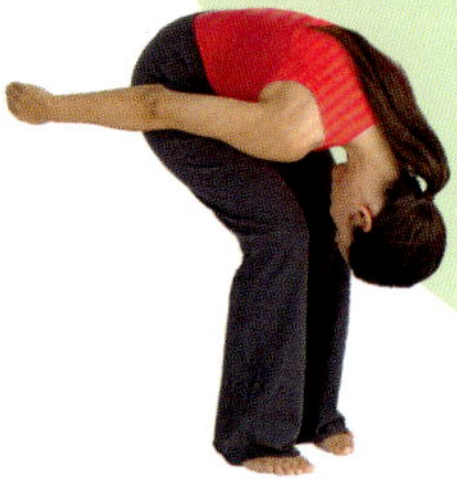

Die Schwingung, Seite 42

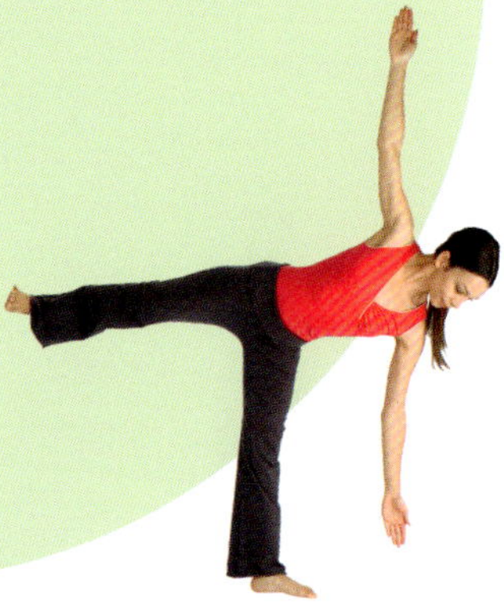

Der Mond, Seite 44

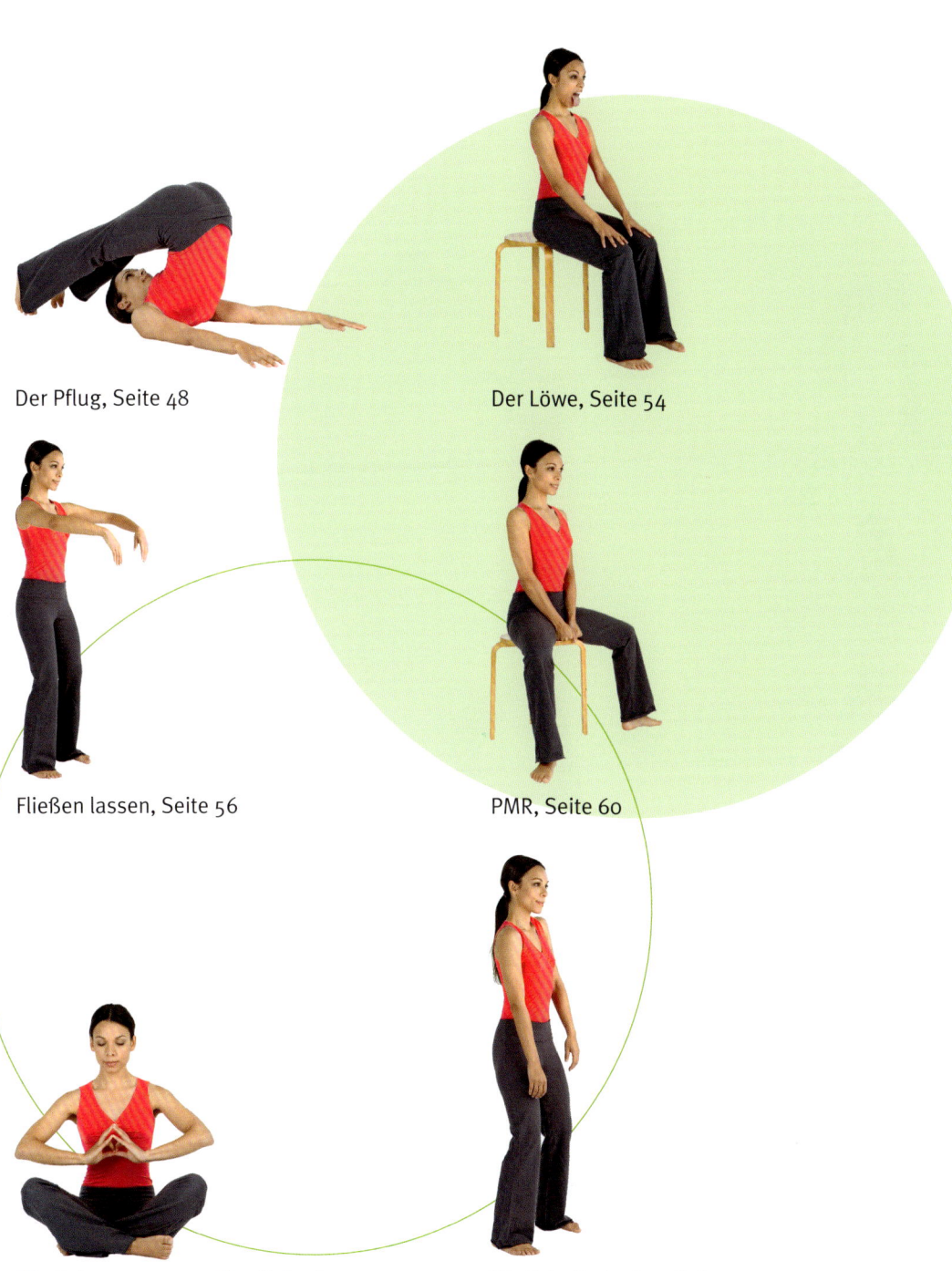

Der Pflug, Seite 48

Der Löwe, Seite 54

Fließen lassen, Seite 56

PMR, Seite 60

Die Entspannungsmudra, Seite 64

Die Schulterkreise, Seite 70

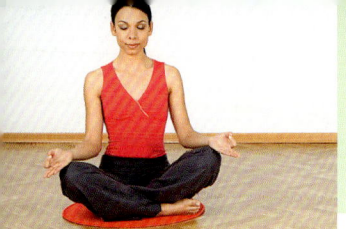

Das Der-Stress-kann-mir-nichts-anhaben-Programm für 14 Tage

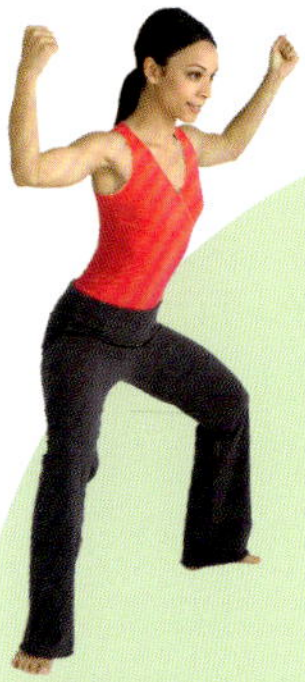

Das Kraftpaket, Seite 18

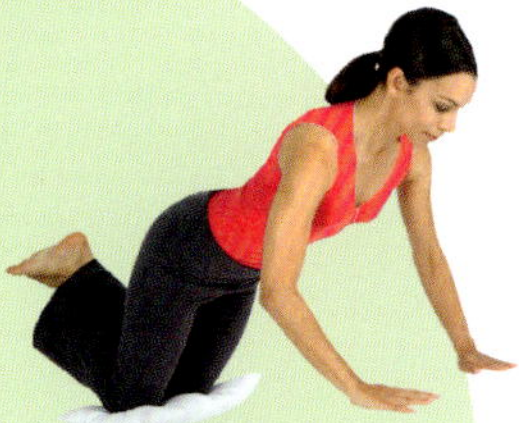

Der gesprungene Stütz, Seite 20

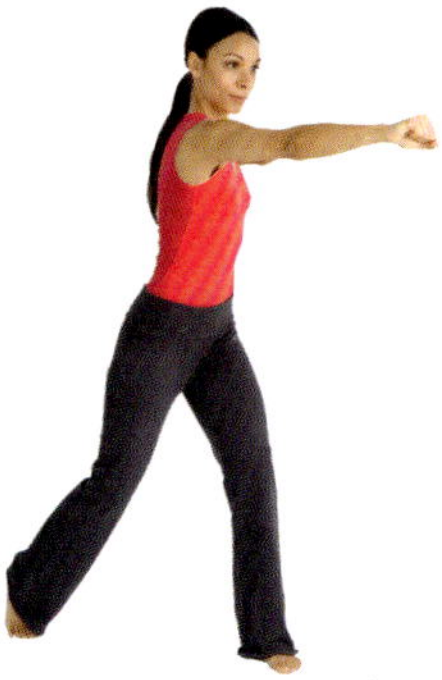

Boxen, Seite 24

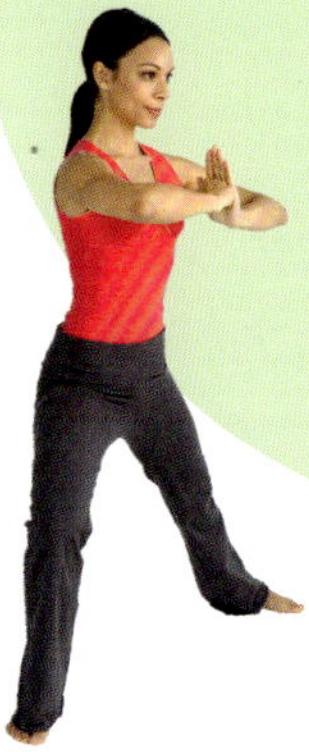

Der Ellenbogen-Kick, Seite 26

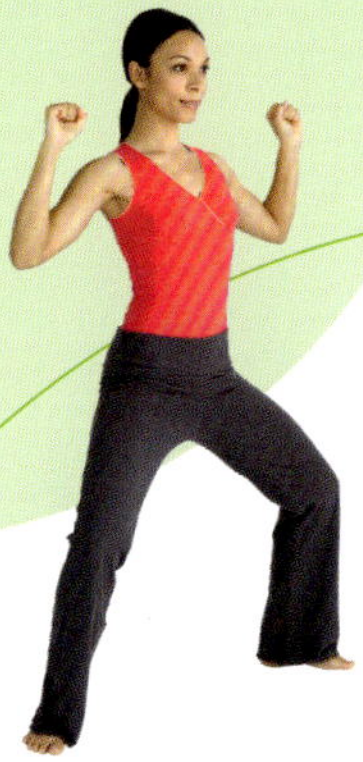

Der Sumo-Ringer, Seite 32

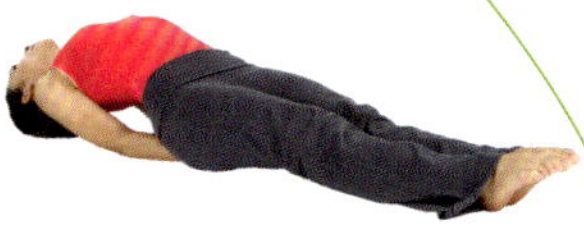

Der Fisch, Seite 40

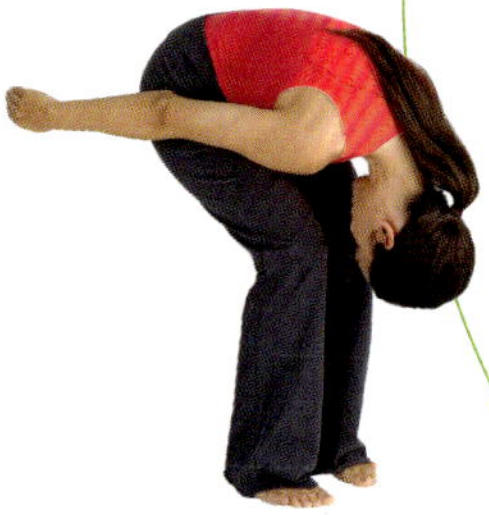

Die Schwingung, Seite 42

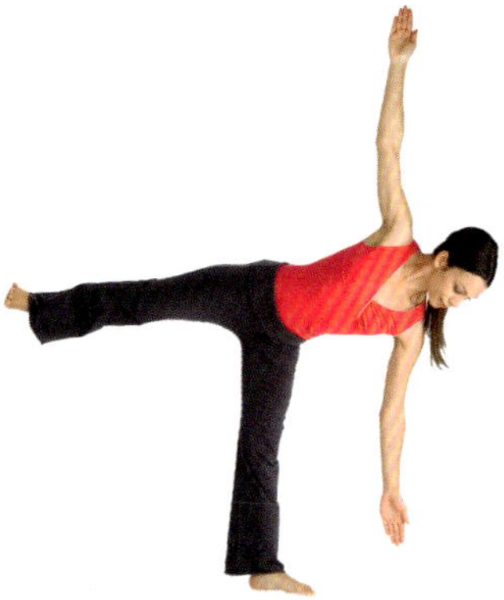

Der Mond, Seite 44

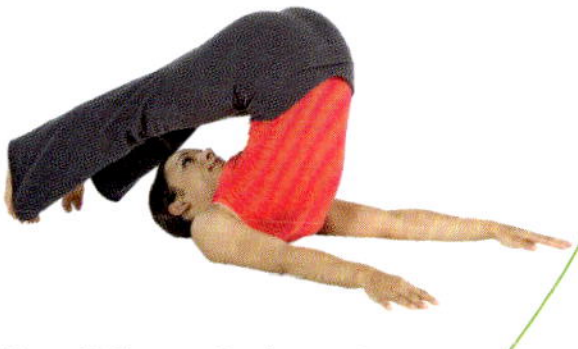

Der Pflug, Seite 48

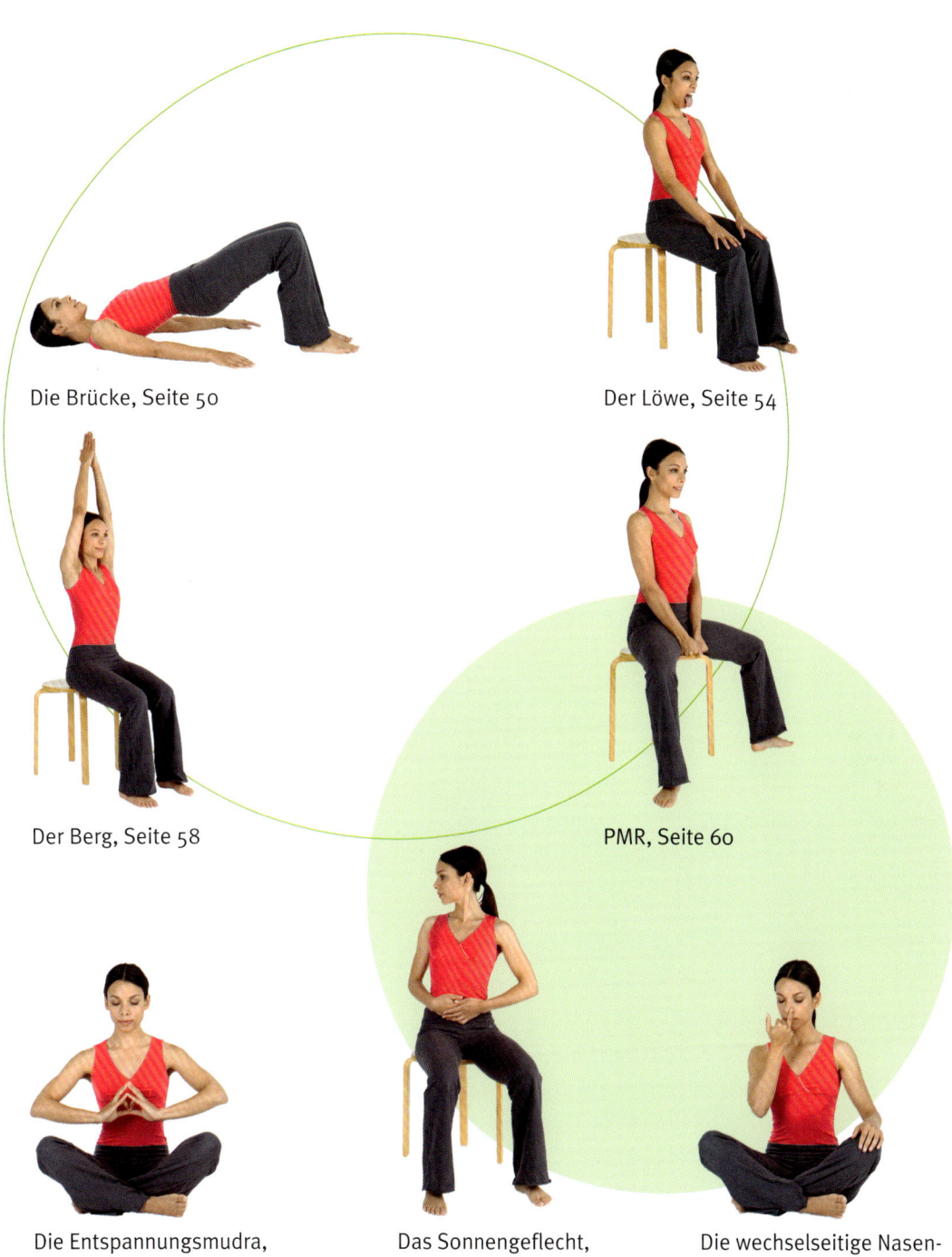

Die Brücke, Seite 50

Der Löwe, Seite 54

Der Berg, Seite 58

PMR, Seite 60

Die Entspannungsmudra,
Seite 64

Das Sonnengeflecht,
Seite 66

Die wechselseitige Nasen-
atmung, Seite 68

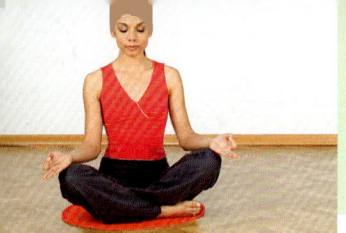

Stichwortverzeichnis

Empfehlenswerte Literatur

* Beh, Dieter/Weingart, Dr. Johannes: Qi Gong & Osteopathie. BLV, München 2009
* Engel, Siegbert: Qi Gong für mich. BLV, München 2009
* Grasberger, Dr. Delia: Richtig atmen (mit Übungen auf CD). BLV, München 2010
* Schwarz, Anja/Schwarz, Aljoscha: Muskelentspannung nach Jacobson (mit Übungen auf CD). BLV, München 2009
* Tatay, Simone: Das Speck-weg-Buch. BLV, München 2010
* Tatay, Simone: Thera-Band für Schulter und Nacken. BLV, München 2009

Über die Autorin

Simone Tatay ist mehrfach ausgebildete Trainerin für Fitness, Gesundheit und Ernährung. Als Ausbilderin und Personal Trainerin hält sie Vorträge über funktionelle und moderne Trainingsmethoden sowie gesunde Ernährung und gibt Tipps für den richtigen Umgang mit Stress.

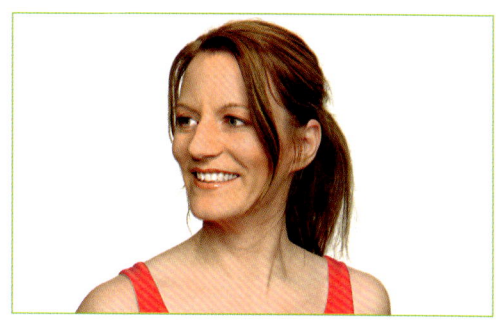

Impressum

Bibliografische Information der Deutschen Nationalbibliothek

Die Deutsche Nationalbibliothek verzeichnet diese Publikation in der Deutschen National-bibliografie; detaillierte bibliografische Daten sind im Internet über http://dnb.d-nb.de abrufbar.

BLV Buchverlag GmbH & Co. KG
80797 München

© 2010 BLV Buchverlag GmbH & Co. KG, München

Das Werk einschließlich aller seiner Teile ist urheberrechtlich geschützt. Jede Verwertung außerhalb der engen Grenzen des Urheber-rechtsgesetzes ist ohne Zustimmung des Ver-lags unzulässig und strafbar. Das gilt insbeson-dere für Vervielfältigungen, Übersetzungen, Mikroverfilmungen und die Einspeicherung und Verarbeitung in elektronischen Systemen.

Bildnachweis
alle Fotos von Claudia Reiter
außer S. 79 von Thomas Lother

Umschlagfotos: Claudia Reiter

Lektorat: Maritta Kremmler, Ruth Wiebusch
Herstellung: Angelika Tröger
DTP: Uhl + Massopust GmbH, Aalen

Gedruckt auf chlorfrei gebleichtem Papier

Printed in Germany
ISBN 978-3-8354-0694-0

Hinweis
Das vorliegende Buch wurde sorgfältig erarbei-tet. Dennoch erfolgen alle Angaben ohne Ge-währ. Weder Autorin noch Verlag können für eventuelle Nachteile oder Schäden, die aus den im Buch vorgestellten Informationen resul-tieren, eine Haftung übernehmen.

Wir danken der Firma
American Apparel Deutschland GmbH,
Zollhof 10, 40221 Düsseldorf
(www.americanapparel.net),
für die Ausstattung des Models.

Zur Ruhe kommen und neue Energie tanken

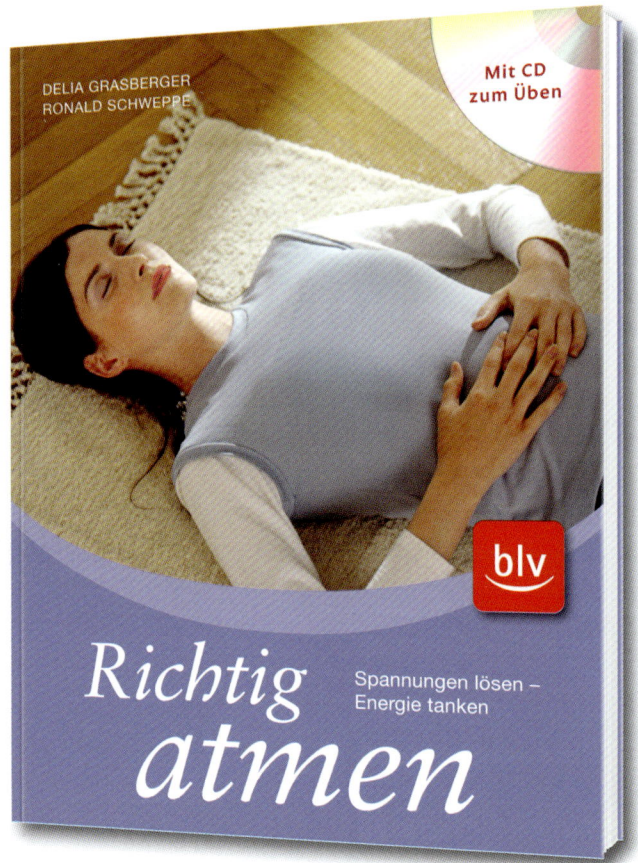

Delia Grasberger / Ronald Schweppe
Richtig atmen
Das einzige Atembuch mit geführten Übungen auf CD · Leicht erlernbare Techniken zum Stressabbau und zur Entspannung · Bauch-, Flanken- und Brustatmung, Tief- und Wechselatmung, Fantasiereise, 2-Minuten- Entspannung und vieles mehr.
ISBN 978-3-8354-0688-9

Bücher fürs Leben.